たましいの安らぎ

病院チャプレンの歩み より

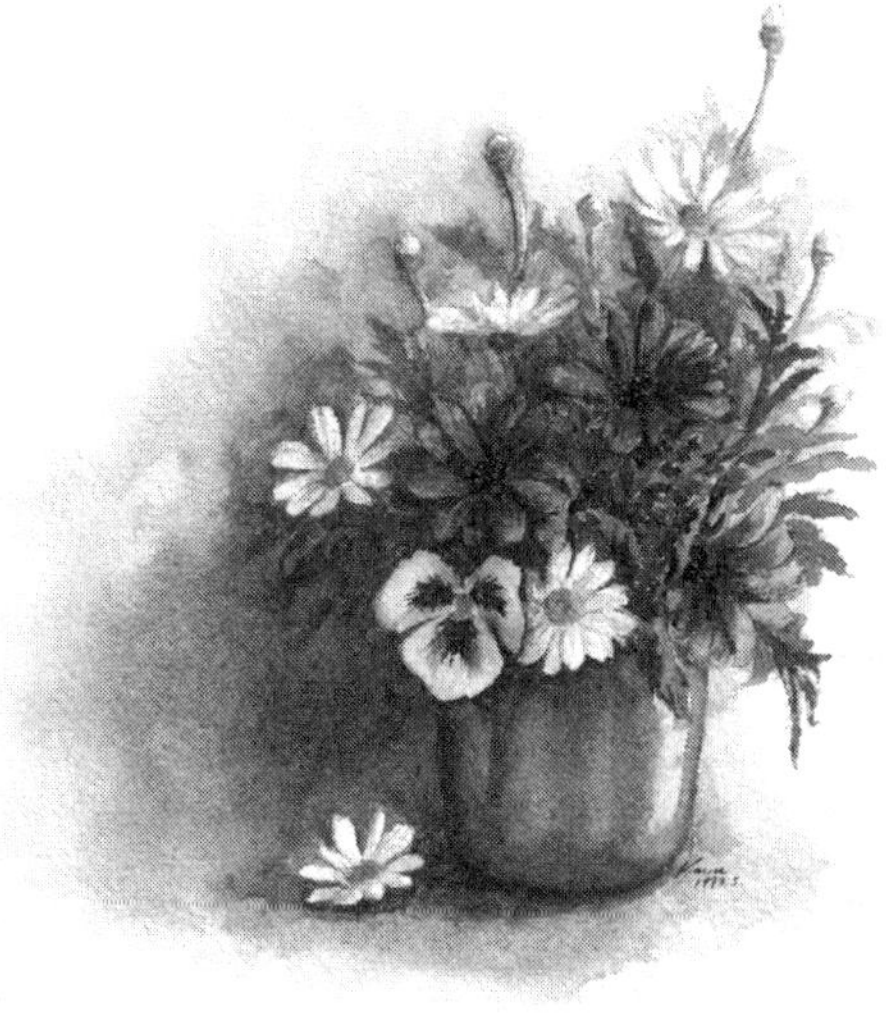

Rie Fujii
藤井理恵

推薦の言葉

淀川キリスト教病院名誉ホスピス長　柏木哲夫

藤井理恵先生の御高著『たましいの安らぎ』の推薦文を書かせていただくことを、とても嬉しく思います。一九八四年に淀川キリスト教病院のホスピスがスタートして以来、二十年ばかりの間に、私は約二五〇〇名の患者さんを看取りました。藤井先生と協力してケアさせていただいた患者さんもかなりおられます。藤井先生は現在も淀川キリスト教病院のチャプレンをし、主にホスピスの患者さん、ご家族の「たましいのケア」を担当してくださっています。

新著『たましいの安らぎ』の原稿を拝読して、チャプレンとしての藤井先生のお働きの特徴は三つに集約されると思いました。(1)関わる覚悟、(2)聴くことに徹する、(3)福音を伝える、の三つです。

〈関わる覚悟〉

チャプレンがホスピスにおいて患者さんと関わりを持つきっかけを作るのは、多くの場合、ホスピスで働くナースや医師などのスタッフです。受け持ちの患者さんがたましいの痛み（スピリチュアルペイン）を持っており、チャプレンの介入があれば、患者さんにとってプラスになると判断した場合、患者さんの許可をとって、チャプレンに紹介します。たましいの痛みは実に千差万別です。死が迫っている場合のスピリチュアルペインは、かなり重いものが多いので、関わる者にはそれなりの覚悟が必要です。藤井先生はこの覚悟をされるのがお上手です。本文を読まれるとわかりますが、しっかりと関わる覚悟をされたがゆえに良いケアにつながった例が多くあります。

〈聴くことに徹する〉

チャプレンの資質の中で最も大切なものは「聴く力」だと思います。患者さんの訴えにしっかりと耳を傾けることは、ホスピスで働くすべてのスタッフに要求されることですが、特にチャプレンには傾聴することが求められます。藤井先生の傾聴能力の素晴らしさは、本文を読んでいただければ、すぐにおわかりいただけると思います。先生が身につけた「たましいのケア」への洞察は、患者さんの話にしっかりと耳を傾けられた結果だと思います。

〈福音を伝える〉

当然のことですが、ホスピスは教会ではありません。伝道して、患者さんに洗礼を授けることがホスピスの目的ではありません。しかし、個人的な証しをすることはあります。私も「先生はクリスチャンですか？」と尋ねられ、その質問がきっかけになって、証しをし、患者さんが洗礼を受けられた例を経験しています。チャプレンの働きの目的は、患者さんを洗礼に導くことではありません。スピリチュアルケアの提供です。しかし、チャプレンの働きを通して、洗礼を受ける患者さんはかなりあります。本書の中にその具体的な例が書かれています。

人の生と死に関心を持っておられる方、特にチャプレンの働きについて知りたいと思っておられる方々にぜひ一読をお薦めしたいと思います。

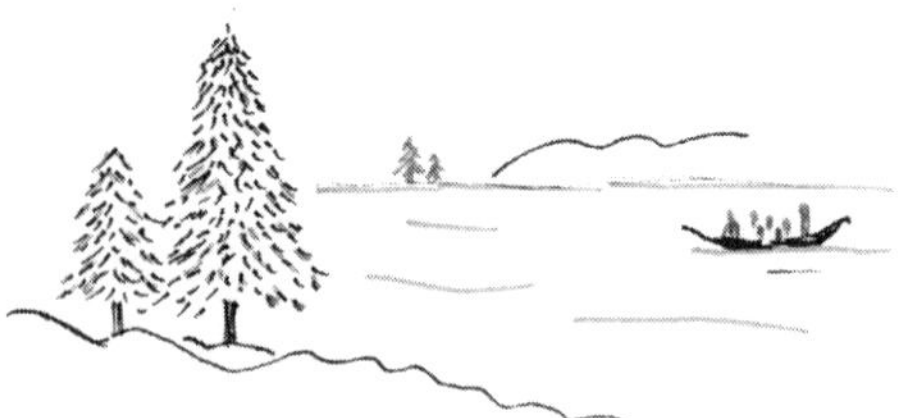

はじめに

現在医療の現場では、スピリチュアルケアの必要性が語られ、様々な理論の紹介や実践がなされています。そのようなこともあってか二〇〇〇年『たましいのケア——病む人のかたわらに』を出版して以来、研修や講演の機会が与えられ、そこでは教会関係の方のみならず、医療に携わる方々や終末期医療、スピリチュアルケアに関心のある方々から数多くのご質問をいただきました。

「医療者にとってのスピリチュアルケアはどのようなものですか」「死を前にした人に対して、具体的にはどんな言葉をかければよいのですか」「チャプレンによるスピリチュアルケアとカウンセラーによるものとはどう違うのですか」「牧師として、死を前にした方に接するとき、どんなことに注意すればよいでしょうか」「チャプレンになるためには何が必要ですか」など。

このような問いかけを受けることを通して、チャプレンによるスピリチュアルケアの特異性（独自性）とその役割について考えさせられる機会が多くなりました。

人は、人との関わりの中で生きていきます。その関わりによって人は支えられ、助けられ、厳しい状況の中でもなお生きていく勇気や力が与えられます。また人生が豊かに彩られてもいくことでしょう。しかし、たとえどんなに温かい家族や友人がいても、また温かいケアを受けたとしても、埋められることのないたましいの痛みや問いがあることを、これまで出会った患者さんとの関わりの中から知らされてもきました。

本書では、そのような方々の思いや言葉をできるだけ多く引用しています。そしてたましいの痛みを抱えながらも最期まで生き抜いた方々や、その問いに答えを見いだしていかれた方々から教えられたことを紹介しながら、チャプレンの役割や、そのスピリチュアルケアのあり方について述べてみたいと思います。

また最終章には、牧師とこれから牧師として立とうとしている方のために、死を前にした人との関わりに際して心に留めておくと良いと思われることをまとめました。

この小著が、たましいの安らぎを求める方にとって、お役に立てればたいへん嬉しく思います。

目次

装幀＝今西真紀
表紙絵＝内山 薫

I　たましいのケア

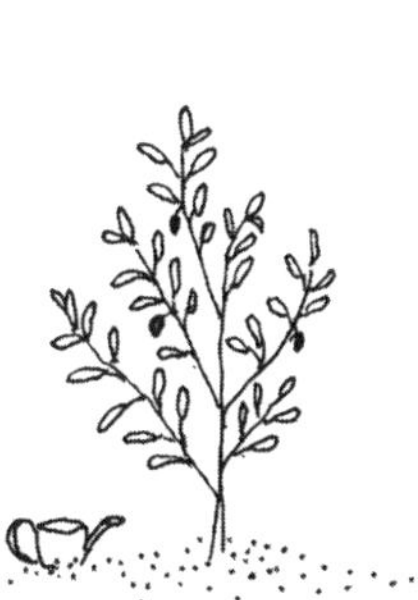

「私の人生、いったい何だったんでしょう。」

このような問いを、何度となく耳にしてきました。人は地上の人生の終わりに際し、それまで自分が思いもしなかった問いを抱きます。それは今までとはまるで違った次元を生きることのようです。これまで立っていた確かであったはずの地盤が崩れていき、そこにいる自分も崩れ落ちていく――存在を根底から揺るがすような問いかけと痛みを負わされる方々がおられます。


このような問いは、しかし人生の最期の場面に限ったものではありません。人は折々にこのような厳しい問いかけを受けることがあります。

私が初めてこの問いを受けたのは四十年近く前のことです。同じ会社で働いていた男性社員が自らの命を絶っていった時でした。心を病み、仕事ができなくなっているその人に、温かい言葉をかける人はほとんどいませんでした。私も、何十歳も年上の男性に声をかける勇気がもてず、そのまま日を過ごしてしまいました。あたかも存在しないかのように過ごさなければならなかったその人の心はどんなだったでしょう。

その死を通して、私は初めて自分の信仰が問われる体験をしました。それは自分の存在を揺さぶるような問いかけ――まさにたましいの痛みでした。

病院で人生の最期を過ごす方々は、日々問われています。その問いに向き合い、答えを見いだしていった方々がおられます。与えられた命を生き抜いていった方々がおられます。たましいの安らぎを得ていった方々がおられます。この多くの方々の最期の時を、私はチャプレン（病院牧師）として共にさせていただきました。そこで教えていただいた大切なことを、皆さんにお分かちしたいと思います。

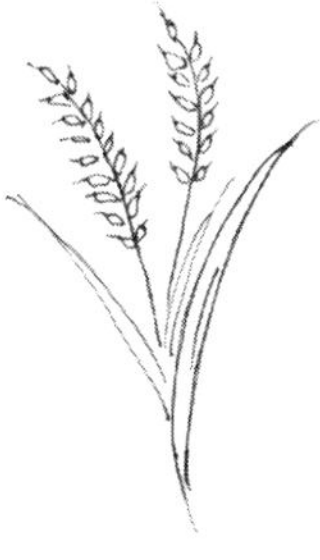

1　たましいの痛み（スピリチュアルペイン）
――人間存在の根底に関わる問いかけ

最近、医療や看護、介護の分野でも、「スピリチュアルケア」「スピリチュアルペイン」という言葉がよく言われるようになりました。これを「たましいのケア」「たましいの痛み」と言い換えることができるかと思います。

人間を全人としてとらえる際、四つの領域、①身体的、②精神的、③社会的、④霊的（スピリチュアル）があり、これらは互いに影響し合っていると考えられています。

私が毎日出会う患者さんたちは、言うまでもなく身体的痛みを抱えています。しかし、身体のみでなく、精神的な落ち込みや苦しみ、社会的な問題（経済面、家族関係など）からくる痛みも抱えています。そして霊的（スピリチュアル）にも痛む、つまり、たましいの痛み（スピリチュアルペイン）ももっていて、それが他の領域に大きく影響していると思われます。

私がチャプレンとして関わるのは、この霊的領域であり、スピリチュアルケア（たましいのケア）と言われるところです。

では、「たましいの痛み」「スピリチュアルペイン」とはどういうものでしょうか。病気になるまでは、ささやかな幸せを感じながら生きてきたのに、病気になったことで、これまでの人生のすべてに意味を感じることができない、という方がおられます。このような苦しみは、人生ばかりか自分の存在までをも否定しかねない「たましいの痛み」と言うべきものでしょう。

「たましいの痛み」は、言い換えれば、人間の存在に関わる問いの形で現れてくるもの、存在の根底を揺さぶるような問いかけととらえることができます。

ところでこの問いは、病気の方や、人生の最終段階を過ごす方に限ったものではなく、すべての人がもつものと言えるでしょう。たとえば皆さんも、住む場所があり、ある程度生活ができる経済的条件が揃っていて、また助けてくれる家族や友人がいたとしても、何かの時に、心の中に何によっても埋められないものがあると感じたりすることはないでしょうか。「自分の人生はこれでいいのだろうか？」「自分は何のために生まれてきたのだろう？」といった問い、自分の生きる意味や価値についての問いをもったりすることはないでしょうか。心理的に病んでいるわけではないのですが、自分の存在に関わるような問いかけが湧き上がってくる……これはたましいからくる痛みです。

これまで関わってきた患者さんたちの「存在の根底に関わる問いかけ」をもとに、特に人生の最終段階を過ごす方々のスピリチュアルペインを大きく七つにまとめてみました。①苦しみの意味、②いのちの意味、③価値への問い、④孤独、⑤限界、⑥罪責感、⑦死や死後の不安、です。

この問いかけは、発病から死に至る過程で様々なかたちで人を襲います。この過程を次の三つの段階に分けてみました。（次頁の図を参照）

Ⅰ　発病の時、また再発や転移など病状に変化が見られた時期
Ⅱ　治療（闘病、入院）の時期
Ⅲ　死が近い時期

Ⅰ　発病の時、また再発や転移など病状に変化が見られた時期

病気・苦しみの意味への問い――①

なぜ自分がこんな病気になったのか、なぜ苦しむのかといった「病気・苦しみの意味」への問いを多く聞きます。

スピリチュアルペインのステージ

Ⅰ	Ⅱ	Ⅲ
発病、転移、再発	治療、闘病	死が近い時期
病気の意味 苦しみの意味	いのちの意味、生きる意味、病気の意味 無価値感 価値への問い 希望のなさ「死にたい」	罪責感（赦されたい） （赦せない） 死の不安 身体のつらさ「死にたい」

葬儀の心配

自らの限界

ⅠⅡⅢ：孤独
罪責感　→　安らぎを得たい
死の不安

死

↓
生きる意味の発見
病気の受容
価値の転換

↓
永遠なもの、人間を超えるもの
絶対的なものとの繋がり、愛
自らをゆだねるもの

……… ……… ……… ……… **希　望** ……… ……… ……… ……… ………

「これからまだまだしなければならないことがあるのに、どうしてすべて奪われてしまうのか？」「自分が何か悪いことしたかしら？　それなりに一生懸命生きてきたつもりなのに……」

私たちは、このような問いをもつ人の思いに、ある程度共感できたとしても、その苦しみのすべてを理解することはできません。理解できない者が答えを差し出すことは当然不可能です。

ところが、お見舞いに来る方が、この問いの答えとして、「少しお休みしなさいということよ」と言うことがよくあります。この言葉は、回復の見込みのある人にとっては、何らかの励ましになるかもしれません。しかし、そうでない人にとっては、「休むためにこんな病気に？　そんな割の合わない話はない」「余計なお世話だ」と思わせ、かえって傷つけてしまう言葉にもなりかねません。

私もこれまで、多くの方から「なぜ？」という問いをたくさん投げかけられてきました。しかしそれは、私に答えを求めているものとは限りません。私を超え、人間を超えた何かに向かって叫んでいるのです。しかも、この問いには数学の解答のような客観的な答えはありません。苦しみの意味、いのちの意味への問いの答えは、「ああ、こんな意味があったんだ」と、その人自身が見いだしてこそ真実な答えとなるのです。

ですから、その人が答えを見いだせるようにお手伝いしていくことが私の働きと理解しています。そしてその関わりにおいては、まずはその人のそばにとどまり、その気持ちに耳を傾けることが大切だと考えています。

Ⅱ　治療（闘病、入院）の時期

いのち・生きる意味への問い――②

この時期には、いのちや生きる意味、病気に意味づけをしたいという気持ちを聴くことが多くなります。

病気が進み、自分のことができなくなってくると、何もできない自分に価値があるのか、と問いかけます。特に元気な時に、「仕事のできない人間、社会や人のために働けない人間には価値がない」と思っている人ほど、この苦しみは大きいようです。なぜなら、それまで自分が否定していた人間そのものになってしまうからです。

どの人もこの問いに対して、なんとか答えを得たいと願います。しかし、家族や社会に対する自分の存在価値を見いだせず、また希望ももてず、どう生きればよいのか、多くの人が苦しんでいます。

「何のために生きてるの？　死んだほうがまし！」「私のいのちにどんな意味があるとい

うの？　私は何もできないじゃないの。ただ寝てるだけ！」

ある方は、担当医が回診に来たとき、小声で言いました。「そこにお薬置いていってください。自分でやります（死にます）から」と。医師が「私たちの仕事は、患者さんが生きることを援助することです」と言うと、「それでは私はどのようにして、何を希望に生きていけばよいのですか。教えてください。粗大ゴミのようになって生きていくのはイヤです！」と答えたそうです。

このように、価値のなさ、希望のないことの苦しみが、怒りとなって表れることが時としてあります。「死なせてください」「生きていること自体がしんどい、つらいのです」は、よく聞く言葉です。

価値への問い――③

病気になり、間近に迫る死を考えるとき、価値観の転換を迫られることがあります。これまで支えにしてきた価値観が崩され、それを立て直していかなければならない苦しみを負う方、その中で本当に価値のあるものは存在するのか、と問う方もいます。

たとえば、健康だけが取り柄であると言っていた人は、病気になると、その支えを失います。経済的な安定、積み上げてきたキャリア、これまで心血を注いできたライフワークも、死を前にして、自分を支えてくれるものではないことに気づかされる人もいます。そこで、これまでの価値観の転換を迫られます。「私の人生は何だったのか」という声はそんなところから来るのでしょう。

孤独感――④

孤独は発病から最期の時まで（Ⅰ～Ⅲ）形を変えて襲ってきます。

入院時は、家族と離れて、ひとりで病院に入る孤独。入院中は、社会から取り残されてしまった孤独。自分の気持ちをわかってもらえない孤独。本当の自分を語れない孤独。死ぬ時はたったひとりで逝かなければならない孤独など、様々な孤独を味わいます。どんなに良い家族や友人がいても、埋められない孤独があります。

お連れ合いを数年前に亡くした方からのメッセージです。「『最後はパパといっしょに行けないから、イエス様のお話をおねだりしているのよ』と言っていた妻の言葉を思い出します。」

自分の「限界」を感じる――⑤

死が近づいたとき、これまで自分を頼りにして強く生きてきた方が、自分の力では、自分を支えることも安らぎを与えることもできないという、自らの限界を知らされることがあります。

「沈んでいく、沈んでいく、だれか引き上げてくれ！」という叫び。これは「最後まで自分を信じて生きていく」と言っていた男性の言葉です（この方については、後ほど六七頁以下で詳しくご紹介します）。

自分の力では自分に安らぎを与えることができないと感じた人が、「自分を超えるものとの繋がり」や「永遠のもの」を求めることが、この時期に多く見られます。

Ⅲ　死が近い時期

罪責感——⑥

苦しみや困難にぶつかったとき、人はまずその原因を探し、それを自分に結びつけて自己を責めています。「こんな病気になったのは何か悪いことをしたからではないか」と苦しむ人が多くいます。また死を前に人は、人生を振り返り、様々な後悔に苦しみます。「私の今までの人生は間違いだらけだった。このまま引きずって、死後の世界に行くのはイヤだ。」「きれいになりたい、きれいになって天国に行きたい。」「自分はいろいろやってきた。この自分がはたして赦されるのだろうか」と問う人もいます。

　このようなとき、欧米にはキリスト教などの「神」概念があり、神への懺悔や告解の機会がありますが、日本では、「家の宗教」はあっても、頼るべきものをもたない無宗教の人がほとんどです。にもかかわらず、人生を閉じようとする人からよく聴く言葉に「神への懺悔」があります。「懺悔をするときはどうすればいいのですか」という問いや、これまでの人生を面白おかしく話した後に、「これって、実は懺悔なんですけどね」とあえて軽めに話そうとする人もいます。「懺悔」という言葉は、普段聞くことはまずありませんが、病院ではよく耳にする言葉の一つです。

　このように、罪責感から「赦されたい」という言葉をたびたび聞きますが、「人を赦したい」という思いを聞くこともあります。だれかを赦せていないことの罪責感や苦しみがあるということです。

　罪責感をもつ人には、懺悔の思いをしっかりとお聴きしたうえで、赦しの道が開かれていることをお伝えします。神様は罰を与える怖い方ではなく、どこまでも赦しと愛に満ちた方であることを知り、安らぎを得る方もいます。その神様を信じて人生の最後を閉じたいと言う方もいます。

　淀川キリスト教病院のホスピスを開設し、長年ホスピス医療に携わり、何千人という人を看取ってきた柏木哲夫医師は、「医療の中での宗教者の責任」という講演の中でこう述べておられます（第一三回ＰＣＣＡＪ〔日本パストラルケア・カウンセリング協会〕全国大会講演、一九九七年十一月二十三日）。

「宗教者は患者や家族の罪意識に注目してほしい。どの患者も病気になったことの罪意識を大なり小なり必ずもっている。『病気になったのはあのためではないか』と考えており、……時には……程度を超えて、『間違いなくこのためである』という確信にまで凝縮してしまう場合もある。その罪意識に注目し、それが赦されるものであることを伝えてほしい。赦されることを本当に伝えられるのは宗教者しかいないと私は思っている。」

罪の意識と赦しについての問いは、死が近づくにつれて大きく迫ってくるようです。

死・死後の不安――⑦

「死んだら自分はどうなるのか？」「良いところへ行けるのか？」「そこは怖いところなのか？」「自分の存在はどうなるのか？　無になる？　ゴミになるのか？」「家族との関係性はなくなってしまうのか？」

死の不安は、「死ぬ時」や「死ぬ過程」、「自己の存在の消失」や「死後の世界」への不安となって現れるように思います。

こうした方に対しては、いつも神様が共にいてくださること、また神様が最期の時（死の時）も決めてくださること、信じてついて行けば、行く場所も必ず用意されていることをお伝えしています。

「死の不安」や「罪責感」はどの時期（Ⅰ～Ⅲ）にも患者さんの中にありますが、死が近づくにつれ、これらが解決されていない場合は、大きくなっていくようです。またこの時期は身体のつらさのあまり、早く終わりにしてほしいと、死を願う声を多く耳にします。

様々なたましいの痛みをもちながら、人は最後の時を迎えます。

この時期はこれまで、患者さんが支えとしていたことを確認するようなかたちで関わりをもつようにしています。

いつもいっしょに祈っていた方とは、最後まで祈りを共にします。

中には、亡くなる数日前まで、不穏な状態が続き、暴言を吐いていたものの、私が訪ねたときだけは、看護師に正座をさせてもらってお祈りするという方もいました。この時期には、「永遠なもの」「人間を超えるもの」「自らをゆだねられるもの」、あるいは「神への思い」が強くされ、その繋がりによって支えられている方が多いと言えるのです。

死を前にした人との関わりにおいては、常に自分（人）の無力さを突きつけられます。

しかし、同じように無力さを感じている患者さんとの祈りを通して、限界のある人同士がそれを超えた存在（神様）に向かい合うことで、繋がり合っていることを感じさせられています。

死が近い時期には、会話が困難になってきます。しかし聴覚は最後まで残ると言われています。ですからこの時期は、これまでの関わりの中で、患者さんの価値観が変えられ、安らぎを得るきっかけとなった聖書の言葉や祈りの言葉などを、耳もとでお伝えすることもあります。朝の礼拝や昼の放送で病室に流れてくる讃美歌の中で、患者さんがお好きだったものを歌うこともあります。

図に示したように（一九頁）、発病から死に至るまで、人は様々なたましいの痛みを抱きます。しかしその過程で受ける様々なケアや関わりを通して、生きる意味を見いだしていく方、病気を受け入れる力が与えられる方、希望を見いだしていく方々がいます。

2 たましいのケア（スピリチュアルケア）——チャプレンの働き

(1) 水平（ヨコ）の関係

ここまで、人間存在の根底を揺さぶるような問いかけ、たましいの痛みを紹介してきました。このような問いをもつ方々が答えを見いだすことを願いながら、私は日々、患者さんのもとをお訪ねします。

先に述べたように、答えを出すのは確かにその人自身で、他のだれかが答えを差し出したとしても、それが即、その人の答えになることはありません。だからといって、「では、ひとりで答えを出してください」と言われたなら、それは非常につらいことです。人は、人間同士の関わり、「水平（ヨコ）の関係」の中で生きています。様々な問いに答えを見つけようとするとき、そこに寄り添ってくれる人がいることは大きな支えとなります。そのような人の存在が必要なのです。

それは、家族や友人かもしれません。チャプレンも、「水平（ヨコ）の関係」の中でその人を支え得る存在でありたいものです。そして先ほど紹介した「たましいの痛み」や問いを発していただける相手になれれば、と願っています。そのような者であるために大切にしていることを、次に述べたいと思います。

①聴くこと

どなたにもお見舞いの経験があるでしょう。その際、お見舞いの相手が思っていた以上に重症で、言葉を失ってしまったことはないでしょうか。その気まずい沈黙を避けようとして、何か言わなくてはと思うあまり、どうでもよいことを口にしてしまうことが多々あります。「がんばってね」「きっと良くなるよ」などの言葉です。見舞った人は適当な言葉で、その場をしのいで帰りますが、残された患者さんは、その言葉を何度も繰り返して味わう時間をいやと言うほどもっています。

私が多くの患者さんから教えられたことは、患者さんの側は必ずしもその沈黙を埋めてほしいとは願っていないことです。沈黙は次の語りへの必要な時でもあるのです。

Sさんは、お訪ねすると、楽しく世間話をして、その後数分沈黙しました。眠っているのかと思うほどの沈黙の後、話し始めたことは自分のつらい過去でした。Sさんには次の語りのためにこの沈黙が必要だったのです。沈黙は音のない「ことば」と言えるのかもしれません。

ですから、自分が語らなければと焦ることなく、沈黙も含めて「あなたのことを聴かせてください」という気持ちで、静かに患者さんに聴く姿勢が大切です。言葉はなくても、そばにとどまり、聴こうとする姿勢です。

語られる言葉に耳を傾けるとき、あるいは言葉を待ちつつ傍らにあるとき、患者さんとの信頼関係が生まれてくることを感じています。この関係の中で、患者さんはご自身の苦しみや孤独を語ったり、これまでの生き方を振り返ったりしながら、人生を整理し、見直すという作業もしています。

②寄り添う（共にいる）こと

寄り添うことには物理的な面と、気持ちの面とがあります。

(i) 物理的に寄り添う（共にいる）とは、逃げずに、そばにいることです。

何もできないのに、そばにいることは難しいことです。それは、治る見込みのない患者さんのもとから医師の足が遠のくのと似ています。

独身のTさんのもとには、ときどき友人が訪ねて来ました。病状が進んで行くつらさを抱えたTさんは、あるとき私にこう言いました。「友だちがね、『何かすることを言ってちょうだい。することがあったら行くから』と言ってくれるの。でも私は、何もしてくれなくていい。ただいてほしいだけ。だけど、わかってもらえない。いろいろ用事を作ってみたけれど、それもなくなってしまった。そしたら来てもらえなくなった……」と。その友人はきっと、何もできないままTさんのそばにいることがいたたまれなかったのかもしれません。

しかし何かができなくても、共にいること、そばにとどまる覚悟をすることは大切です。それは、doing ではなく、being の姿勢です。とはいえ、ここには大きな落とし穴が隠されています。

ある看護学校の学生が実習生として、一人の患者さんについたときのことです。たまたま私が関わっている患者さんでした。その患者さんがこう言いました。「かわいい学生さんがついていてくれてね。それはいいんだけど、その子、何にも言わずに、私のそばにずーっと座ってる。それが苦痛でたまらなくて」と。おそらくその実習生は、そばにいることが大切だと教えられ、それをそのまま鵜呑みにして実践したのでしょう。しかし、言葉がなくても共にいることで患者さんが慰められるのは、そばにいる人の思いが自分に向けられていると感じる時ではないでしょうか。患者さんを抜きにした単なるテクニックや自己満足であるなら、それは相手に苦痛を与えるだけでしょう。

この実習生は「寄り添うこと＝being」の大切さを頭では知っていました。しかし、そのbeingをdoingしてしまった、ということになるのでしょう。

(ii) 次に、相手の気持ちや思いに寄り添うということについて考えてみましょう。

相手の気持ちに添おうとするとき、そこにも難しさがあります。その理由の一つに、私たちが人と関わろうとするとき、相手に変化を望んでしまうことが挙げられます。「このように物事をとらえてほしい」「前向きに考えてほしい」「もっと弱音を吐いてほしい」等は医療の現場でも聞かれる言葉です。一生懸命に関われば関わるほど、人は相手に変化することを望んでしまいがちです。

しかし、思いどおりに変わってくれることを目的として関わるなら、思い描く姿に近づけない相手にイライラしたり不満が募ったりして、相手に寄り添っていくことはとうてい不可能となります。これは、医療者―患者の間だけでなく、親子、夫婦、友人の間でも同様です。

関わることの目的はあくまでも、相手が理想的に変化することではなく、寄り添うことです。寄り添っていくときに、結果は向こう側から、神様の側から与えられるのです。

イエス・キリストの歩みに目を向けてみましょう。イエス様は寄り添いの方でした。嫌われ者の取税人ザアカイや姦通の現場で捕らえられた女性に対しても、「あなたの生き方は間違っています。このように生きなさい」と指導したりなさいませんでした。そのようにしか生きられない彼らの心を受けとめ、ただ寄り添い、関わっていかれました。その中で彼らは変えられていったのです。

(iii) このように死を前にした人に寄り添おうとするとき、寄り添う者には様々なことが問われます。その中でも大きく問われることが二つあります。それは死生観と価値観です。

a　死生観

自分なりの死生観がなければ、死を前にした人の前に立つことは苦しいことだと思います。もし関わる側に「死んでしまったら、おしまいだ」「死は恐ろしい」という思いがあったとすれば、どうでしょうか。患者さんが「死ぬのが怖いです！」と言ったとき、「私も怖いです！」と応えたとしたら、それは一〇〇％共感できていても、患者さんにとっては助けになりません。

あるいは、死に向き合おうとしている人の話に耐えられなくて、はぐらかすようなことをしてしまうかもしれません。寄り添う者がそのことから逃げてしまうのです。

私はあるとき、次のように言われたことがあります。

「先生の背後には、絶対に揺らがないものがあることを感じます。だから私は安心してこの不安を話せるのです。」

私は決して揺らいでいないわけではありません。けれども私の背後に、揺らがないものを感じたとしたら、その一つは聖書に基づく私の死生観であると思います。

「死が終わりではないこと」「死の先に希望があること」「新たな関係が生まれること」などは、看取りの現場で大きな助けになります。死を前にした人に関わるためには、自分なりの死生観をもっていることが大切です。

b　価値観

何に価値を置いて生きているかが問われます。死を前にした人は、それまでもっていた価値観（健康、経済的豊かさ、社会貢献度など）を崩されて、新しい価値観を築こうとしています。ところが、関わる側がその「すでに崩された価値観」をもっているとすれば、新たな価値観で病気を受け容れようとしている患者さんの気持ちとすれ違ってしまいます。患者さんを、ただの「かわいそうな人」と見ることになります。

ですから、寄り添う者には、死や病気、障がいなどをどうとらえるかという自分の価値観を見直していくことが求められるのです。

③限界を知ること

私たちは苦しむ人の傍らにいようと願うことはできます。しかし先に述べたように、人の心の苦しみをすべて理解することはできません。皆さんも仮にいま治らない病気で入院することになったとして、自分の苦しみや恐れを入院先の医療者や自分に関わる人たちが、全部理解してくれると思うことはないでしょう。

医療や看護の現場で行われる患者さんに対する情報収集はもちろん大切です。しかし、生身の人間――しかも死を前にした人には、収集される情報や客観的なデータからは漏れ出てしまうものが必ずあることを心に留めておく必要があります。ケアに携わる者には、相手のすべてを理解できない限界があるのです。

もしもこの限界を認めないなら、「自分はこんなにケアをしているのに、どうしてこの人は変わってくれないんだろう」と、うまくいかない原因があたかも患者さんの側にあるかのように考えてしまう危険性があります。これは一種の傲慢です。あるいは反対に、「自分はこれほど頑張っているのに、うまくいかないのは、自分にはケアをする力がないんだ」と絶望し、卑屈になってしまうことも起こります。しかし、自分には限界があることを認めるなら、十分な関わりはできなくても、それでもなお相手の傍らにいるという本来の being のあり方が生まれてくると言えるでしょう。

ホスピスに四十代の膵臓癌の女性Uさんが入院してきました。独身で、やりがいのある仕事をもち、すべてのことを自分自身で決めてきた方でした。ホスピスに入ることも自分で選択したものの、病状が進むにつれて様子が変わってきました。自分の自由にならないことに苛立ち、次第に心を閉じていきました。看護師たちが働く様子を見ながら、何もできなくなっていく自分を受けとめることを難しく感じていたのかもしれません。何とか支えたいと願う担当看護師ともうまくいかなくなっていました。

あるとき、私は看護師からうまくいかないことの相談を受けました。この看護師にどのように患者さんに関わっていきたいのかと尋ねると、十分なことはできないけれども、最期まで担当看護師としていさせてもらいたい、とのことでした。私は彼女にそのままの気持ちを患者さんにお話ししてみてはどうかと伝えました。

この看護師はその後、Uさんのところへ行き、こう伝えたそうです。「あなたのことがちゃんと理解できない私ですけれど、最期までそばにいさせてもらっていいでしょうか」と。Uさんは「その言葉、嬉しい」と涙し、二人は最期まで良い関係で過ごしました。

臨床の現場では、医療者は確かに〝ケアを提供する者〟ではあります。しかし、〝限界をもった一人の人間〟であることを認めたときに初めて、限界をもった同じ弱い人間同士として、病む人と同じところに立つことができるのではないでしょうか。〝ケアを受ける側―提供する側〟という枠組みも、〝上下関係〟も超えて、初めて〝人〟という同じ地平に立てるのです。そしてこのとき、傍らにいる人の存在は、苦しむ人がその問いに向き合う勇気や力となり、またその関係性そのものが問いの答えとなる可能性をもつのだと思います。

そして、限界を認めながらも、なおその傍らにありたいと願い続けるとき、「この人の思いを聴かせてもらいたい」という気持ちから、傾聴する姿勢も生まれてくるでしょう。また、「心の思いを理解したい」という気持ちから共感的な態度にもなるでしょう。視線を合わせて話すことや、使う言葉を選ぶことが、テクニックとしてではなく、おのずと生まれてくるのではないかと思います。

④ケアの逆説性

たましいのケア（スピリチュアルケア）に携わろうとするとき、そのケアについて「やればできるもの」「やらなければならないもの」と受けとめ、患者さんに近づくなら、その心は遠のいていきます。なぜなら、「やればできる」という do の追求は、方法論の追求となり、そこにおいては患者さんが対象物となる危険性があるからです。対象物とされた人の心は遠のいていきます。反対に「十分なことができないことを申し訳なく思います。それでもあなたのそばにいさせてください」という思いでそばにいるなら、いつしかその心が近づいていることに、きっと気づかされるでしょう。

たましいのケア（スピリチュアルケア）には、このような逆説性があると思います。いいえ、たましいのケアにかかわらず、人と人との関係は、そもそもそういうものなのかもしれません。すべてを理解できないという限界を引き受けることこそが、人との関係をより豊かにし、深めてもくれるのだと思います。

(2)　垂直（タテ）の関係――do から be へ

このように苦しむ人にはその傍らで、その人を否定せず、受けとめて支えてくれる存在が必要です。そうした支えの中で様々な問いかけに向き合う勇気や力が与えられるからです。

しかし、ただだれかがそばにいてくれたら、どんな答えも見つけることができるかといえば、そうではありません。どんなに理解して共感しようとしてくれる人がいたとしても、心の中に埋められないもの、満たされないものが残ります。それは、「たましいの痛み」で紹介した「限界」「罪責感」「死の問題」において顕著です。

人は、自分に限界を感じるとき、限界を超えるものに繋がりたいと願います。罪の意識に対しては赦されることを求め、だれがその赦しを宣言してくれるのかと悩むこともあります。また死にまつわることは、死を超えた次の世界や天国への希望などに繋がりたいと願います。これらについては、自分の中をのぞいてみても、あるいは人との関わりの中に答えを求めても難しく、人間を超えた存在との関わりが必要になってきます。

チャプレンは、人との関わりという水平（ヨコ）の関係だけでは解決できない問いをもつ方に、垂直（タテ）の関係、人間を超える絶対的存在（神）を指さす者です。入院する多くの方はクリスチャンではありません。そのような方々に宗教を押しつけることは決していたしませんが、永遠なものや絶対的な存在との関係がなければ超えられない苦しみを抱えていると思われる方には、チャプレン（牧師）として神様のことをお伝えしています。たとえば、苦しい思いをたくさん語られた後に、「こんな私に言葉を下さい」と求める方がおられます。そのとき私は、自分のどんな言葉も上滑りで、なんとも薄っぺらなものであるかを思い知らされていますから、神様の言葉、聖書の言葉を紹介しています。その言葉が、求める人のたましいに響き、涙を流し、吸い取られていくような経験を何度もしてきました。冒頭の「たましいの痛み」のところで、「人は、人間を超えたものに向かって叫んでいる」と述べました。そうであるなら、やはり人間を超えた存在との関わりからしか得られない答えもあるということです。チャプレンの関わりや聖書の言葉は、水平面（ヨコの繋がり）で生きる私たちに、垂直（タテの方向）に貫く宣言のような形で働くものと言えるでしょう。

この垂直（タテ）の視点から、「存在価値」や「いのち」についてお話しすることがよくあります。

①存在価値

元気な時、人は自分の力で必要なものを手に入れていきます。仕事、豊かな人間関係、社会的役割や地位、経済力、またそうしたものから与えられる安心感や生きがいなどを自分の力で手に入れることを目的としています。多くの人は「何かができる、する力がある」ことに大きな価値を置いて生きています。

また現代は「勝ち組・負け組」という言葉が表しているように、結果が出せること、つまり効率性や生産性の高い人が評価され、そうでない人は価値がないとみなされることが多い社会といえます。be（存在）でなくdo（行為）が大切にされる社会です。そのような価値観で生きている人が病気になり、自分の力で何かをすることができなくなっていくとき、自分の存在に価値を認めることが難しくなります。

しかしキリスト教の立場からいえば、人は何かができるから、あるいは素晴らしい能力をもっているから、という理由で価値があるのではありません。そこに存在していること自体が、神様にとっては尊いのです。何かで自分を守る必要も、飾る必要もありません。beそのものが大切にされている世界です。

「わたしの目には、あなたは高価で尊い。
わたしはあなたを愛している。」（イザヤ書四三章四節）

②いのち

いのちはそもそも、自分で創り出したものではありません。私たちは、性別、時代、親も自分で選ぶことなく、この世にやって来ました。いのちは与えられたものです。ですから、すべてを自分のものであるかのように、思いどおりにコントロールできないのは当然のことです。そうであるなら、これまで自分で自由にできると思い込んでいた事柄やいのちそのものを思いどおりにしようと握りしめるのではなく、一旦手放すことが必要なのかもしれません。手放してから、もう一度与えられ、預けられたものとして受け取り直す心の作業が必要なのではないでしょうか。（これについては、「Ⅱ　たましいの安らぎ」の「３　手放すこと」〔九五頁以下〕をご覧ください。）

3　垂直（タテ）の関係の中で生まれてくるもの

(1)　自己相対化

私たちは、いつもどこかで自分を絶対としています。ところが神様との関係、つまり垂直（タテ）の関係やその視点で自分を見るとき、これまで絶対化していた自分が相対化されることが起こってきます。ときどき患者さんから「生かされている」という言葉を聞きますが、この言葉も実は、自分が相対化されることからくるものと言えます。つまり自分が、自分を超えた大きな存在の中に置かれていることへの気づきです。

新約聖書ルカの福音書の五章に、シモン・ペテロがイエス様の弟子になる場面に、このことが描かれています。

ペテロはイエス様に出会ったとき、何も捕れなかった漁から戻って来て、肩を落として網を洗っていました。そのとき、イエス様に声をかけられます。岸辺に押し寄せてくる群衆に話をするために自分を舟に乗せて、少しだけ岸から漕ぎ出してほしいと言われるのです。そしてその後です。

群衆に話し終えたイエス様は、今度は舟にいる漁師シモン・ペテロに向き直り、話しかけます。「深みに漕ぎ出し、網を下ろして魚を捕りなさい」と。

ペテロはどんな気持ちでこの言葉を聞いたでしょうか。漁の経験という点ではペテロのほうがはるかにまさっていました。〝夜通し働いて一匹も捕れなかった魚が、こんなに明るい日中に網にかかるはずがないではないか、魚は暗いうちが一番捕れるんだ。漁の経験もない者が何を言っているんだ〟と、鼻で笑ってやりたい気分だったかもしれません。

けれども、ペテロは網を下ろしました。すると、大量の魚が捕れたのです。このときペテロの口をついて出たのは、「主よ、私から離れてください。私は罪深い人間ですから」という言葉でした。唐突な言葉に聞こえるかもしれませんが、この時まさにペテロは、人の経験や知識を超えた神様に触れられる、という体験をしました。自分を「絶対」としていたことの間違い、自分の小ささ、罪深さを知らされたのです。それが先の言葉になって表れました。このとき、シモン・ペテロの自己は相対化されたのです。

神様の真実に触れられるとき、私たちの自己は相対化されます。小さな自分を超えた大きな存在の中に自分が置かれていていることに気づかされます。そのときに生まれてくるものの一つが「祈り」です。シモン・ペテロの言葉は告白であると同時に、祈りでもありました。

(2)　祈　り

自己が相対化されたとき、自己を超えるものに向かう思いが祈りとしてあらわれてきます。いくつかの「祈り」を紹介します。

①「あしあと」——マーガレット・F・パワーズ

ある夜、わたしは夢を見た。わたしは、主とともに、なぎさを歩いていた。
暗い夜空に、これまでのわたしの人生が映し出された。
どの光景にも、砂の上にふたりのあしあとが残されていた。
一つはわたしのあしあと、もう一つは主のあしあとであった。
これまでの人生の最後の光景が映し出されたとき、
わたしは、砂の上のあしあとに目を留めた。
そこには一つのあしあとしかなかった。

わたしの人生でいちばんつらく、悲しい時だった。
このことがいつもわたしの心を乱していたので、
わたしはその悩みについて主にお尋ねした。
「主よ。わたしがあなたに従うと決心したとき、
あなたは、すべての道において、わたしとともに歩み、
わたしと語り合ってくださると約束されました。
それなのに、わたしの人生のいちばんつらい時、
ひとりのあしあとしかなかったのです。
いちばんあなたを必要としたときに、
あなたが、なぜわたしを捨てられたのか、わたしにはわかりません。」
主は、ささやかれた。
「わたしの大切な子よ。わたしは、あなたを愛している。
あなたを決して捨てたりはしない。ましてや、苦しみや試みの時に。
あしあとが一つだったとき、わたしはあなたを背負って歩いていた。」

（『あしあと』松代恵美訳、太平洋放送協会）

苦しみをたったひとりで抱えていると思っていた自分が、実は神様に背負われ、その人生を支えられていたことを知らされたときの思いです。

②Serenity Prayer——ラインホルド・ニーバー

神よ、
変えることのできるものについて、
それを変えるだけの勇気をわれらに与えたまえ。
変えることのできないものについては、
それを受けいれるだけの冷静さを与えたまえ。
そして、
変えることのできるものと、変えることのできないものとを、
識別する知恵を与えたまえ。

（ラインホルド・ニーバー、大木英夫訳）

自分ではどうすることもできない「限界」の中で生まれたであろう祈りです。

③「病者の祈り」

大事を成そうとして
力を与えてほしいと神に求めたのに
慎み深く従順であるようにと
弱さを授かった

より偉大なことができるように
健康を求めたのに
よりよきことができるようにと
病弱を与えられた

幸せになろうとして
富を求めたのに
賢明であるようにと

貧困を授かった

世の人々の賞賛を得ようとして
権力を求めたのに
神の前にひざまずくようにと
弱さを授かった

人生を享楽しようと
あらゆるものを求めたのに
あらゆるものを喜べるようにと
生命を授かった

求めたものは一つとして与えられなかったが
願いはすべて聞き届けられた
神の意にそわぬ者であるにもかかわらず
心の中の言い表せない祈りは

すべてかなえられた
私はあらゆる人々の中で
最も豊かに祝福されたのだ

（ニューヨーク・リハビリテーション研究所の壁に書かれた一患者の詩）

人生を、神（垂直）の視点で見つめ直した人の祈りです。
これらの祈りはどれもが神様との関係、垂直（タテ）の関係の中で生まれています。

④ケアに携わる者の祈り

先に、ケアに携わる者が自らの限界を知ることの大切さについて述べました（三五頁以下）。限界を認めずに関わりを続けようとするとき、人は傲慢に陥ったり、卑屈になってしまったりします。関わる者にも限界があり、それを認めることが必要です。そしてそのとき、関わる者にとっても、限界を超える何かにゆだねることが大切になってきます。その一つが「祈り」であり、祈る心です。②Serenity Prayer（四七頁）は、ケアに携わる時の支えになるでしょう。

次に紹介するのは、自分の限界を神様にゆだねていこうとするマザー・テレサの祈りです。

主よ、私は信じきっていました
私のこころが愛にみなぎっていると。
でも、胸に手を当ててみて
本音に気づかされました。
私が愛していたのは他人ではなく
他人の中に自分を愛していた事実に。
主よ、私が自分自身から解放されますように。

主よ、私は思いこんでいました
私は与えるべきことは何でも与えていたと。
でも、胸に手を当ててみて
真実がわかったのです。
私のほうこそ与えられていたのだと。
主よ、私が自分自身から解放されますように。

主よ、私は信じきっていました
自分が貧しい者であることを。
でも、胸に手を当ててみて
本音に気づかされました。
実は思いあがりとねたみのこころに
私がふくれあがっていたことを。
主よ、私が自分自身から解放されますように。

主よ、お願いいたします。
私の中で天の国と
この世の国々とが
まぜこぜになってしまうとき
あなたの中にのみ
真の幸福と力添えとを見いだしますように。

（『こころの輝き』石川康輔訳、ドン・ボスコ社、二四―二五頁）

4　答えを見つけた方々

ここからは、様々なたましいの痛み、その問いに答えを見つけていった方々のことをご紹介します。そして「たましいの安らぎ」について考えてみたいと思います。

(1)　病気・苦しみの意味

【Aさん　六十代　男性　悪性軟部腫瘍　肺転移】

Aさんはたいへん難しい病気でした。大きな手術を何度か受け、お会いしたときには、すでに片足を切断されていました。初めてお会いしたとき、Aさんはこれまでの病気の経緯を話し、涙をポロポロとこぼすばかりでした。けれども何度かお訪ねするうちに朝の礼拝に参加するようになりました。「実際に礼拝に出席すると、放送で聴くより臨場感があって違います。」Aさんの心の中に聖書の言葉がしみわたり、心に迫りくるものがあることが感じられました。やがて、聖書をいっしょに読んだりお祈りしたりするようになり、次第に、自分が神様の導きによって支えられていると信じるようになりました。

ある日、Aさんといっしょに詩篇二三篇、「たといわたしは死の陰の谷を歩むとも、わざわいを恐れません。あなたがわたしと共におられるからです」(四節、口語訳)を読んだときのことです。Aさんは「これが私の今の心そのものです」と言いました。

私がAさんとお会いしてからお別れするまでわずか十五日間でしたが、Aさんは召される二日前にこのように言いました。

「入院したころは、病気のことばかり考えていました。だんだん悪くなって苦しくなって、とうとう自分も最後を迎えてしまう……何度考えても、いつもそこを頭がぐるぐる回るばかりでした。でも今はどうしても治りたいとも思わなくなりました。気持ちが安らかであることが何より幸いです。」

天に召される前日に病状が悪化したと病棟から連絡があり、お訪ねしてみました。確かにかなりつらそうな状態でしたが、「お心はいかがですか?」と尋ねると、「心はちっとも変わりません。心やたましいのことを神様が心配してくださることを聞いてからは、ずっと落ち着いてます。これだけが私の支えです。だから私は強いですよ」とニッコリ微笑みました。「この間もお医者さんたちが回診に来られたんです。どうですか?って聞かれたので、『心が楽です』って答えました」と、またニッコリしました。

難しい病気を抱え、これまでずいぶんつらい思いをしてきたAさんは、何度その苦しみの意味を問いかけてきたことでしょうか。けれども、もう〝なぜ？〟と問うことをしなくなりました。苦しみの意味に対する具体的な答えを見つけたというのではありませんでした。でもむしろ、その問いの答えが何であろうと、今は共にいる神様がおられる、それで十分、もう問う必要がない——という思いに至ったようです。そしてこの「問わずにすむ」ことが、Aさんの問いに対する答えだったのです。具体的な答えを知るというよりは、その問いを超えて、「すでに答えの中に自分が置かれていること」を知らされたということでしょう。

(2)　生きる意味、いのちの意味

【Bさん　六十代　男性　多発性骨髄腫】

Bさんには、揺るぎない価値観がありました。それは、「病気の自分には生きる意味がない」というものです。ですから病気がわかったとき、Bさんは早く死のうと、治療しないことを決め、ホスピスを選択しました。けれども死が近いわけでもなく、治療することによって痛みが軽減される可能性があることもあって、内科病棟に移ることになりました。

ところが内科に移ったものの、Bさんはやはり治療しないと言い続けました。治療に積極的になれない患者さんがいるので、お話を聞いてほしいという依頼が病棟からあって、私はBさんとお会いすることになりました。

お会いしたとき、Bさんは言いました。「病気の自分は何もできない。だから、生きていると、迷惑がかかる。だから、生きる意味も価値もない。だから、自分が死ぬことがだれにとってもいちばん良いことだ」——このような「Bさんの図式」を話しました。

しかしそこには、「良い家族関係を築いてこなかったために、だれのお世話にもなれない」という強い孤独感と、「本当は意味を見つけて生きたいんだ」という心の叫びが聞こえてくるようでした。「ここに死ねる薬を一粒置いていってほしい」と言って、自殺を考えているとも伝えてきました。

それからBさんとの関わりが始まりました。自分の価値観でまっしぐらに進もうとするBさんに、少しでも見方を変えていただけないかと思い、私はBさんの語る人生を神様の視点でいっしょに見直すことを始めました。

一か月ほどして、死や病気について価値の転換が見られる言葉を語るようになりました。「今まで病気はマイナスだと思っていたけれど、それだけでもないと思うんです。病気にも、プラスもあるんじゃないかな」「だから、もう進むしかないのかな」などと言い、治療開始となりました。

やがてBさんは、自分がどんなに死を望んでも、簡単に死ねないのは、もしかしたら、自分を生かしている存在があるのではないかと考え始めました。その存在を求め、何か言葉を聞かせてほしいと求めるBさんに、「私の薄っぺらな言葉よりも、これから聖書の言葉を一つずつご紹介します」と、共に聖書を読むようになりました。

Bさんは次第に、生かされていることへの感謝の思いをもつようになりました。自分みたいな人間が、生きるのに必要なものを備えられ、生かされていることが奇跡のようだ、としみじみ語ることもありました。

あるときBさんから、自分にできる恩返しはないか、と尋ねられましたので、私は、最後まで生き抜く姿を見せてください、とお願いしました。恩返しも含めて何かが「できる」というのではなく、そのままの姿で生きることを引き受けてほしいとお伝えしました。

すると、Bさんは次のように言いました。とても心に残る言葉でした。

「きっと生きるというのは、生きてやろうと思わなくても、生きている姿がそのまま何か光ったり、だれかの道になったりするんですよね。」

そこには確かに、生きる意味についての受けとめ方の変化が見られました。

この後、Bさんは、いつもの「図式」にとらわれることもありましたが、そのたびに、自分を生かす神様との繋がりを原点として、繰り返しそこに立ち戻りながら苦しみに向き合っていきました。そして少しずつ、これまで自分を支配していた価値観から自由にされていきました。

Bさんの言葉をいくつか紹介します。

「これまでは、病気の自分は死んだほうが良いとしか受けとめられなかった。でも、病気になって知った自分の弱さを通して、見えないものが見えるようになった。その自分を処理することなく神にもたれかかって生きればよいと思えるようになった」

「今までのことを思うと、今までのほうが病気だったと思う。これからが私の（生きることの）スタートだと思っています……」

「……身体はこっちが痛いとか動かないとかあるしね。からだは借り物だから、制限もあるし。でも、心は自由だってわかりました。」

これまで病気の自分を受容できなかったBさんは、たとい身体は病気であっても、心は何にも束縛されない自由であることに気づきました。

「病気になる前は、生きる実感は達成感だった。それがなければ、自分を処理しようと考えた。でも、生かされていることを知って、生きることの価値観が一八〇度変わった。喜びとなった。大きな達成感はなくても、感謝して生きることが喜びだと思えるようになった……」

元気なころは、達成感を求めて仕事を転々としていたBさんでした。病気になってからは、生きる意味や価値を見いだせないたましいの痛みを抱え、死を願っていました。しかし、神様との関係（タテの関係）の中でBさんは、たとえ何か具体的なことができなくとも、「生かされている生」を喜んで引き受けることができるようになりました。

神様にもたれかかって与えられた人生を全うしたい。そんな思いでBさんは洗礼を受け、その一年後に天国に帰りました。

(3) 価値の転換

【Cさん　七十代　男性　肝癌】

Cさんは、大手建設会社の第一線を退いて、会長職に就いていた方でした。様々な建築を通して社会に貢献し、経済的にも豊かでした。いわば力も名誉も富も手に入れていた方でした。

ホスピスに入院され、関わりをもつようになり、いっしょに聖書を読むようになりました。あるとき、元気な時の話になったので、どんな建物を造ってきたのかを尋ねたところ、こう言いました。「形のあるものは、すべて壊れるんです」と。そして、建築物については一切語ることはありませんでした。

あとで家族からお話を聞くと、Cさんは何かの折にはいつも自分の会社が建設したものについて、誇らしげに語っていたそうで、この言葉には家族のほうが驚いていました。その後しばらくして、Cさんは洗礼を受けて、その人生を閉じていきました。Cさんの言葉です。

「自分が大事と考えていたものへの価値が変わった、変えられていった。」

きっと「見えるものは一時的で、見えないものは永遠である」という聖書の言葉が、Cさんの心に響いていたのだと思います。

「ですから、私たちは落胆しません。たとえ私たちの外なる人は衰えても、内なる人は日々新たにされています。私たちの一時の軽い苦難は、それとは比べものにならないほど重い永遠の栄光を、私たちにもたらすのです。私たちは見えるものにではなく、見えないものに目を留めます。見えるものは一時的であり、見えないものは永遠に続くからです」

（コリント人への手紙第二、四章一六―一八節）。

(4)　孤独感

【Dさん　四十代　女性　肺癌】

感情の起伏も気性も激しいDさんは、発病前から人との関係をうまく築けないつらさを抱えて生きていたようでした。高校を卒業後、大阪に出て来て、ひとり暮らしの生活を続けていました。親しい友人は多くはなく、故郷の家族とも折り合いが悪いようで、そのことをよく話していました。四十代で発病し、仕事の継続が難しくなるなど、受けとめきれない現実に対して怒りをあらわにすることがしばしばありました。感情を爆発させるDさんを「支えきれない」と、去っていった友人もあり、以前入院していた病院でも対応が難しい患者さんだったようで、淀川キリスト教病院はDさんにとって四つめの病院でした。

Dさんと初めてお会いしたのは、抗癌剤治療のための入院後まもなく参加した病院の日曜礼拝でした。礼拝後もなおチャペルに座っているDさんに聖書の言葉（マタイの福音書一一章二八―二九節）を紹介すると、突然、涙を流して嗚咽しました。その様子はまるで今まで捜し続けていたものをやっと見つけたかのようでした。それからDさんの部屋を訪問する毎日が始まりました。

Dさんは、以前心療内科の医師から聞いた、ある〝隠者〟の話をしてくれました。ある〝隠者〟が人から離れて過ごしたいと願い、村を出て、村の見える近くの山にこもって生活し始めた。ところが、あるとき隠者の住んでいた村が大火事に遭い、跡形もなく燃え尽きてしまった。すると〝隠者〟は自分の庵をたたみ、別の村が見える山に移り住んだ、という話です。

Dさんは、どんなに孤独を好む人でも、全くの孤独には耐えられないのだと、この話を教えてくれました。

「一番怖いのは孤独です。」これまで人との関係をうまく築けず、発病によってさらにその孤独を深めていたDさんは、その心の穴を埋めてくれる存在として神様を求めました。抗癌剤の副作用に苦しみながらも、聖書やキリスト教に関する書物を読み、Dさんの心は少しずつ神様に向かっていきました。「神様がそばにいてくださることがわかって、ひとりじゃないってことがわかりました」「神様は無条件で私を受け入れてくださっているんですよね」「これからは違った自分でいろんなことを受けとめていけると思います」。そしてこの時から、Dさんにとって、ある意味、神様との壮絶とも言える関わりが始まりました。

Dさんとは、入院や外来受診の際にお会いしながら約五年間を共に過ごしました。病状が落ち着いているときは、「病気にも意味があると思える」「遠回りをしたけど、すべてが必要なこととして神様が導いてくださった」「一日一日を大切に癌といっしょに生きていく」と語り、スタッフにも感謝の言葉を伝えてきました。しかし再発や、自分の思うより短い余命を知ったときには、「生きる意味も目標もない」「自分は落ちぶれた」「相談できる友だちがいない」「神様は何もしてくれない」「どうせ死ぬのに、何のために治療するのか」「死んだら負け、終わりでしょ！」と語気を強めて感情をあらわにし、声を荒げて号泣することもありました。この繰り返しに、スタッフも関わりの難しさを感じていました。

死がすべての終わりだと受けとめているDさんに、死が最後ではないことを伝えたときのことです。「私は生きるためにがんばっているのに、次の世界があるなんて、そんなこと言われたら、何のためにがんばっているのかわからない。神様なんて信じません。もう先生とお会いすることはありませんから！」と強い口調で拒絶されてしまいました。私はDさんとの関わりを見直しながら、しばらく距離を取らざるを得なくなりました。このようなことは何度かありました。しかし不思議なことに、そんな時にも「お祈りしてください」と求められることもあり、それは前に話していたあの〝隠者〟のように、どこかで何らかの形で神様に繋がっていたいという気持ちの表れのようでした。

次の入院の際には、様子をうかがいにカーテン越しにそっと顔をのぞかせると、Dさんは申し訳なさそうに椅子を勧めてくれ、また関わりが始まりました。

激しく拒絶されるたびに私は、いたたまれない思いにさせられました。そもそも人がだれかの孤独を癒すのは難しいことでしょう。私にはベッドサイドに行くことしかできませんでした。そして、ただそばにいることしかできない私と、苦しむDさんとを、神様が大きな手で包んでくださること、そしてどんなに拒絶されても共にあることをやめない神様がDさんに働いてくださることを信じて祈ることしかできませんでした。

関わりが少し中断している間、Dさんは、私がときどき話していた「手放す」こと（九五頁以下）について思いを巡らしていたようでした。関わりが再開するたびに、「聞かせていただいた言葉、いろいろ考えていたんですけど……手放すってこと、難しいけど大事ですね」と言いました。また自分の死についても考えていたようで、家族に迷惑をかけないために「身辺整理」をいつから行えばよいのか、という相談もありました。

たくさんの葛藤を抱えながら、Dさんの入院は七回目を迎えました。彼女は、これが最後の入院になるかもしれないと感じていたようでした。入院の翌日、こう言いました。

「人間が苦しいのは、結局失ったものに執着するからですね」と。

その数日後、Dさんは涙しながら言いました。「とうとうやって来たみたいです。」

すべてを手放さざるを得ない時がついにやって来た——そのことをDさんは受けとめよ

うとしていました。
チャプレン「Dさん、今までがんばってきましたね」
Dさん「嬉しい……そう言ってもらえて。私、がんばってきました」
チャプレン「がんばってきたと思いますよ。いくつもの山を乗り越えて。今度は大きな山ですね」
Dさん「私、がんばりたい。がんばれるでしょうか」
チャプレン「がんばれますよ。これまでは治療のためのがんばりだったけれど、今度は次にやって来ることにしっかり向き合うためのがんばりですね」
Dさん「どの人もみんな耐えてきたんですね。私も耐えないといけませんね」
チャプレン「私もお手伝いしたいと思っています」
Dさん「先生、助けてくださいね。私、弱虫だから助けてくださいね」
Dさん「私、生まれてきて良かった、と思って死にたいです。一日一日大切に生きたいです」（そして確認するように）「うまく手放すことですね」
それからDさんは故郷に帰ることを決めました。「大阪で最後までがんばるつもりでやって来たけれど、故郷の風にあたりたい。そこから旅立ちたい……。」あれほど故郷を否定していたDさんがそこに帰ることを選んだのは、Dさんにとって、これまで歯を食いしばって生きてきた自分を手放す行為であったのかもしれません。

転院の日、自分の孤独を埋めてくれる存在を求め続けたDさんが最後に私に残してくれたのは、次の言葉でした。

「神様はここに、（胸を手で打ちながら）ここにしっかりいます。」

真剣そのものの表情で、神様を受け入れていること、そして孤独を恐れる自分に神様がいっしょにおられることを伝えてくれました。

今まで心の大半を占めていた「自分」を手放した（手放さざるを得なくなった）ことで、Dさんはその心に変わらずに居続けてくださる神様の存在に気づかされたのかもしれません。

以前は天国の話をして拒絶されていた私でしたが、思い切ってDさんに言いました。「Dさん、次は……天国で会いましょうね。」　Dさんは微笑んで、「少し先に天国に行っています」と応えてくれました。そして家族とともに故郷に帰って行きました。

その一か月後、お母様からDさんが天国に旅立ったとの連絡をいただきました。すべてを整理し、家族に「ありがとう」と感謝を伝え、四十七年の生涯を生き抜いたとのことでした。

(5)　限界

【Eさん　五十代　男性　胃癌】

Eさんは、定年前まで精力的に仕事をしてきた男性で、「Ｉ　たましいの痛み」の「⑤限界」(二四頁)で紹介した方です。

Eさんは特にチャプレンの訪問を願っていたわけではありませんでした。しかし、その必要を感じた看護師がEさんに提案し、Eさんも「来てもらっていいよ」と言ったとのことで関わりが始まりました。しかし、初めてお会いした時も、その後もEさんはいつも次のように言っていました。

「自分は自分を信じて生きてきたし、それでうまくやってきた。これからもそれでいく。あなたのように信仰のある人はそれでいい。否定するつもりはないけれど、自分はこれまでどおり自分を信じていく。」そう言いながらも、訪問を断るでもなく、関わりは継続しました。訪問中、Eさんは自分の人生哲学を話してくださり、私は、自分が支えになった聖書の言葉や、星野富弘さんの詩画集を紹介したりしました。Eさんはいつも温かい家族に囲まれていました。予定されていた娘さんの結婚式が近づいたある日、出席がかなわない父親のために、娘さんと婚約者の二人が紋付、花嫁衣裳で病室まで来てくれました。そして、家族でとても良い時間を過ごしました。

ところがその後、病状が厳しくなったとき、Eさんはベッドの上で両手をあげて、「沈んでいく、沈んでいく。だれか引き上げてくれ」と叫んだそうです。沈んでいく自分を、これまで信じてきた自分の力で引き上げることはできなかったということです。

亡くなる少し前に訪ねたときには、何度もベッド脇の椅子を指さし、私がそばに座ることを求めました。私の背後に自分を超える存在を見ていたように思います。

Eさんが亡くなって、しばらくしてから、Eさんのお連れ合いが会いに来てくださいました。そして、遺品を整理していると、Eさんの手帳の中に聖書の言葉や星野富弘さんの言葉が書き写してあるのを見つけたことを聞きました。そういえば、いつも枕もとに手帳が置いてありました。

Eさんは、自分の限界に直面したとき、限界を超えるものを求めて、繋がろうとしたのでしょう。沈んでいった先で、神様がきっとEさんの叫びを聞き、受けとめてくださった、と私は信じています。

死を前にした時期は、永遠なものや絶対的なものとの繋がりや、自らをゆだねられるものを求める方が多いのです。「神を信じて安らぎを得たい」という言葉もよくお聞きします。「人間には限界がある。だからすべてを神様におゆだねしたい」と。

(6)　罪責感

死を前に、これまでの人生を振り返り、背負ってきた罪の意識に押しつぶされそうになっている方々がいます。だれかにひどいことをしてしまったこと、自分の言葉で相手を死に追いやってしまったこと、自分を守るために人を傷つけてしまったこと、堕胎をした自分は殺人者であること、親を苦しめてきたこと、裏社会を生きてきたことなど、多くの苦しみをお聴きしました。この罪責感から「懺悔したい」という言葉がしばしば語られることは、「1　たましいの痛み」の⑥でも述べたとおりです（二五頁）。

ここでご紹介するのは、「赦されたい」と願った方と、「赦せない」ことからくる苦しみを背負った方です。

【Fさん　五十代　男性　肺癌】

Fさんは、抗癌剤治療中で痩せていましたが、がっちりした骨格の持ち主でした。親分肌で、病室ではみんなの話を聴いて励ます側、決して弱音を吐くことはありませんでした。しかし何らかの苦しみをもっているのではないかと考えた看護師から、訪問の依頼があり、面談室でお話を聴くことになりました。そのときも「ほな、行ってくるわ！」と、同室者に元気に片手をあげて部屋を出て行きました。ところが、面談室に入ったとたん、頭をうなだれて、こう言いました。

「自分の先がそう長くはないのはわかっています。でも、死ぬことは、私には今、問題じゃないんです。それより、これまでのこと、いろいろ考えると……自分のしてきたこと、いろいろありまして……親不孝もしたし、ほかにもいっぱいあるんです。そんな罪を抱えたままで、次の世界に行かないといけないのか……。そう思ったら怖い。もう赦してほしい人もいなかったりしますし……。このままそれをもったままで行かないといけないんかと思ったら、それだけで怖くて仕方ないんです。」

そう言って、肩を震わせて泣きました。何か大きなものを抱えていること、心の底から赦しを求めていることがすぐわかりました。私はFさんに、「神様はどこまでも赦しと愛の方ですから、Fさんにもちゃんと赦しの道が開かれています」と話し、すべての重荷を引き受けてくださるイエス・キリストのことをお伝えしました。Fさんは言いました。

「それを聞いただけでも楽になりました。ありがとうございます。何もわからんもんですから、教えてください。」「もう死んでしまいたい……思って、このまま話聞かなかったら、そうしたかもしれません。でもそれはあかんのですね。」

翌日部屋を訪ねると、「昨日はありがとうございました。先生に会えて救われました。私みたいなもんは何も知らんので……少しでも聖書読んだら、と思って、今、一ページずつ読み始めてます」と、ベッドサイドにある聖書を読み始めたことを教えてくれました。

それから毎日の訪問が始まりました。

あるとき、いつもは机の下に置いていた手を出して見せてくださいました。指が数本ありませんでした。

「自分は極道でした。賭博専門でした。家内には苦労かけました。借金が一億になったときに足を洗って、自分で指もつめました。」

Fさんは毎日聖書を開き、私は訪問のたびにいっしょに祈りました。やがて化学療法が終わり、退院し、その後は外来診察時にお会いしていました。そして、次に入院して来たときは命の厳しい状態でした。それでもFさんはベッドの上に起き上がって、祈りました。

亡くなる前日のことです。担当の看護師から、「もうお話しできませんよ」と言われ、部屋を訪ねたところ、耳もとで祈ると、「アーメン！　ありがとうございます」と振り絞るような声で言いました。その翌日、亡くなる当日は、Fさんを囲んでスタッフみんなで讃美歌を歌ってお祈りしました。Fさんは、ずっと求め続けていた神様の赦しの愛に包まれていることを感じながら旅立っていったと信じています。

このように「裏社会」を生きてきた人にはときどき出会います。しかし、裏社会の人に限らず、どの人も、罪責感というスピリチュアルペインをもち、赦しを願う気持ちをもっています。赦されることを伝えることはチャプレンの大切な役割だと受けとめています。

【Gさん　六十代　女性　乳癌】

Gさんは化学療法のため入院し、やがてホスピスに移って来た方です。

内科病棟から、「牧師と話をしたい」と希望している方がいるとのことで訪室すると、いきなり挑むかのような口調で言いました。「宗教は平和を願うものであるはずなのに、どうして世界中で宗教の名のもとに戦争が起こるんですか？　おかしいじゃないですか！」

Gさんの言葉の奥に苦しみを感じた私は、次のように答えました。

「確かにそのとおりですね。でも神様は愛ですから、争いを望んでおられるとは思いません。それでも争いが起こるのは、自分の思いを遂げるために神という名を利用している人間の罪深さだと思います。私たちもどんなに人を赦したいと願っても、平和な関係を結びたいと思っても、どうしてもできない矛盾を抱えて生きていますよね。」

そう言うと、急にGさんは涙を流しました。

「そうなんです。私の心の中にも赦せないものがあって、それがつらいのです！」

叫ぶかのような、しかしその感情を押し殺そうとしているかのような必死さが伝わってきました。

「私はあと一、二か月くらいは生きられるかなぁと思ってるんですけど、こんな心をもったまま人生を閉じるのはあまりにもつらい！　……心が楽になるようにお手伝いをお願いしたいんです。身体はお医者さんにお願いすることですが、これは聖書のことをよく知っている先生でないと、と思ってお願いしました。」

その後の関わりの中で、苦しい思いをお聴きしながら、Gさんのすべてを丸ごと受けとめてくださる方がいること、「こんな私をどうにかしてください」と祈り、ゆだねる世界があることをお伝えしました。

湧き上がってくる「赦せない」という感情を自分ではコントロールできない、と自分の限界を感じていたGさんでした。聖書の言葉を紹介していたある日、英語が得意だったGさんは、「ゆだねる」という言葉が、英語の聖書でcast＝投げる、と訳されていることに心をひかれました。そして、どうにもならない思いとその自分自身を神様に投げ渡すしかない、と考え、「ゆだねる」思いへと導かれ、やがて祈りたいと願うようになっていきました。

あるとき、涙しながら言いました。「私やっと、神様にお祈りできたんです。今までは祈るなんて、人前で排泄するようで恥ずかしくてできなかったんです。でも初めて『神様、私をあなたに投げます!』ってお祈りできたんです」と。

亡くなる前には、こう話してくれました。

「自由になれて良かったです。十年来の恨みの気持ちがなくなりました。面と向かって『赦します』とは言えないかもしれないけど、でも、もう恨みに縛られて死んでいくことはないと思います。こんな気持ちになれて、本当にありがとうございます。未練はないと言ったらウソになりますが、今置かれているところで十分幸せです。」

(7) 死・死後の不安

【Hさん　四十代　女性　子宮肉腫】

Hさんは子宮癌になり、別の病院で、手術、抗癌剤治療をしました。けれども、再発し、余命一か月と宣告されて、淀川キリスト教病院のホスピスを希望して転院して来ました。

ホスピスでは一か月半を過ごしましたが、私がこの方と関わったのは、入院から一か月経ってからの最後の約半月でした。

Hさんは、中学生二人、小学生一人の三人の女の子のお母さんでした。若いときに洗礼を受けたクリスチャンでしたが、結婚後はほとんど教会に行くことはありませんでした。友人がたいへん多く、しかもその友人たちに頼られ、どちらかというといろいろな相談に乗って、周囲を支えてきた方でした。入院したときの話では、自分の支えになる人は「夫」、大切なものは「人との繫がりや愛」で、宗教は支えになるとは思えない、とのことでした。

入院して最初の一か月、Hさんの心の中には様々な問いが渦巻いていました。「なぜこの若さで病気にならねばならなかったのか？」「なぜ、自分だけ？」「なんで死なないといけないの？」「なんでこのまま生きられないの？」このように病気の意味を問いかけていました。そして「周りの人は励ましてくれるけれど、だれも私の本当の気持ちをわかってくれない」と孤独にさいなまれていました。

なんとか励まそうとするお連れ合いが、たくさんのお見舞いの花で飾られている病室を見ながら、「君は本当に友人が多くて、勲章やね」と言っても、「そんなのあっても仕方ない」と言い捨て、支えであったはずの「人との繫がり」にも価値を見いだせない状態でした。

次第に言葉が少なくなり、家族にもスタッフにも目を閉じてうなずくだけ、というコミュニケーションしかとれなくなっていきました。

入院して半月ほど経つと、やがて訪れる死の恐れがHさんを襲いました。また遺していく家族の心配が加わり、そのことに考えが及ぶと、小刻みに下顎が震え出してしまう身体症状まで出てきました。不安とともに顎がガクガクと震え、じっとり汗ばみ、そばにいるお連れ合いには、「オロオロしないで、あなたがオロオロすると、私が不安になる！」と怒りをぶつけるような状態でした。抗不安薬や抗うつ薬を使っても、身体症状の改善は見られず、Hさんにとっては、まさに限界ともいえる状態でした。

ケアに行き詰まりを感じたスタッフは、チャプレンの介入を考えましたが、人との関係に意味を見いだせないHさんは、新しい人間関係を築くことに積極的にはなれませんでした。ただなんとかして介入してほしいというスタッフからの求めもあって、私はHさんと関わることがないまま、そのカンファレンス（援助のための話し合い）だけには参加することが続いていました。

あるとき看護師がケアをしていると、話が子どもさんのことになりました。

Hさん「会えるかな（死んだ後）」

看護師「会えると思います」

Hさん「そうかな」
看護師「死んでしまったらおしまいという感じですか」
Hさん「そうね」
看護師「……そういうお話……聞いてみたいですか」
Hさん「はい」
この言葉を聞いてすぐに看護師から連絡が入り、チャプレン（私）の介入となりました。このころのHさんはほとんど目を閉じ、食事と排泄以外は起き上がることがありませんでしたが、私が初めてお会いしたときには、しっかりと目を開け、こちらを真正面から見つめて、言いました。
「ホスピスに入院したら、もっと心穏やかに過ごせると思っていました。一か月のつもりで来ました。でもそれ（死の時期）がわからなくなって、まるで死刑囚のようです。」
Hさんは涙しながらその心境を語ってくださいました。ホスピスに入院することで症状がコントロールされ、病気のしんどさが和らいでくると、自分が覚悟していた死の時期がもっと先ではないかと思うようになってきました。また身体が楽になることで、これまで身体のつらさのために考えずにすんでいた心の苦しみやたましいの痛みに向き合わなければならなくなりました。いつ来るかわからない死を待ちながら、その苦しみを担っていくことは、Hさんにとって死刑囚のような気持ちだということなのでしょう。

そして「私だけがいなくなるんです」と自分の存在がなくなってしまうことの恐怖を語りました。死んでしまったら、自分の存在はどうなるのか。遺された家族はどうなるのか。再び会うことができるのか。心の中には言い尽くせないほどの不安がいっぱいでした。その話の途中で急に顎が小刻みに震え出し、手で覆って止めようとしても、止められない状態になりました。

私はこのとき、私たちは神様のもので、神様に繋がっているかぎり、その存在は失われず、行く場所があることをお伝えしました。また聖書の中に、イエス・キリストを信じる者は、「死んでも生きる」と記されてあること、さらに、神様と共にある永遠のいのちについてお話ししました。そしていっしょに祈りました。

自分は神様のものであって、この存在はなくならない、そうであれば天国で子どもたちのことを見守っていくことができる……このことをきっかけに、Hさんに変化が現れました。

訪問したその翌日、「お気持ちはいかがですか?」と尋ねました。「しんどいです」と言いつつも、話は、いきなり葬儀のことになりました。

「お葬式を教会でしたいと思っているんです。子どもたちには十分信仰が育っていないから、教会でしたほうがいいのかな、って思って……。これからいろんなことがあるから、生きる支えになるものが必要だと思うんです。」

意外にもここには、子どもたちに信仰を遺したいというHさんの気持ちがありました。これは、Hさんにとって神様への信仰が支えになっていることを感じさせる言葉でした。あれほど避けてきた「死」に対して、Hさんが信仰によって向き合い始めたことがうかがえました。

前日まで、Hさんは死の恐怖により身体症状まで現れるほどの限界に来ていました。しかしこの日以来、下顎の震えは不思議にもぴったりと止まりました。

この時から、Hさんの心配は死ではなく、遺していく子どもたちのことが中心となりました。

Hさんは、子どもたちのために内緒でビデオレターを作り始めました。きれいに着替えてお化粧をして、亡くなった後に見てもらうビデオを撮影しました。Hさんのお連れ合いは、「今が妻にとっていちばんクオリティーの高い時期だと思います。今は神様がくれたプレゼントの人生だ」と言って、最愛の妻が一日一日を大切に生きることができていることを話してくださいました。

Hさんは神様との関係の中で、自分では超えられない限界を超え、やがて訪れる死に向き合っていきました。

ビデオレターを撮り終えた翌日、Hさんは急変し、三日後に亡くなりました。その三日の間に子どもたち一人ひとりに伝えたいことを話しました。一人のお子さんには、言ってはならない言葉を言ってしまったという後悔がありました。でも親としてずっと頭を下げられなかったことを謝りました。

またHさんはすでにお母様を亡くしていたのですが、再婚を望んでいなかった母の意思とは反対に、すぐに再婚した父親に対して赦せない思いがあり、距離がありました。しかしそのお父様に、これまでの感謝の言葉を伝えることで和解の作業に取り組み、再婚相手の方にもお父さんのことをお願いしますとメッセージを残しました。

Hさんは、これまで執着していた一つ一つのものを神様に返し、ゆだねていきました。その中でも「子どもたちを（与えられたものとして）神様に手放せたこと、ゆだねられたこと、それが何より大きな安らぎに繋がった」と、後にHさんのお連れ合いは振り返っていました。

さて、Hさんの病状が厳しくなってから、子どもたちは、お母さんの身体を拭いたり、氷を口に入れてあげたり、いっしょに交代でベッドに寝たりしていました。Hさんも、眠っているときが多くなりましたが、目が覚めているときは子どもたちの頭を撫でたり、抱きしめたりして過ごしていました。

そして、ついにお別れの時が来ました。子どもたちが語りかけました。

長女「ママ、死んじゃダメ。まだダメよ。頑張ってよ。いやだ。いっぱいけんかしてごめんね。もっと話したいよ、起きてよ」

次女「そんなこと、言ったら、ママがかわいそうだよ。もういっぱい頑張ったじゃん。（そう言いながらも）でも、もっといっしょにいたいよ。もう声が聞けないの？　声が聞きたいよ〜」

小学生の三女は父親に抱かれて泣いています。

しばらく泣いた後——

「もうママは十分頑張ったじゃないか。そうだろ。いっぱい話しただろ。ママの言うこと、これから守っていかないとね。ママも頑張ったんだから、お別れしようか」

お父さんの声かけで、子どもたちがお母さんに感謝の言葉を伝えました。

「ママの子どもに生まれてよかったよ。ありがとう。これからはみんなで力を合わせて暮らしていくからね。ありがとう！」

Hさんは家族に囲まれるなか、静かに神様のもとへと旅立っていきました。

私たちは、地上で生きる者です。しかし、その水平（ヨコ）の次元だけではなく、人間を超えた次元——垂直（タテ）を含めて、すべてを包み込む次元の中で、いのちを受けとめることの大切さを、患者さんを通して教えられてきました。

*　　*　　*

確かに私たちの人生には、思いどおりにいかないことばかりあるかもしれません。悲しみも痛みもいっぱいあるかもしれません。ときには間違いをおかすこともあるでしょう。それでも、いのちを与え、導き、支え、赦しと愛で包み込む存在にゆだねながら生きようとするとき、私たちの人生には必要なものが用意されていたことを知るでしょう。そして、その人生を引き受ける勇気がきっと与えられていくことを信じています。

II　たましいの安らぎ

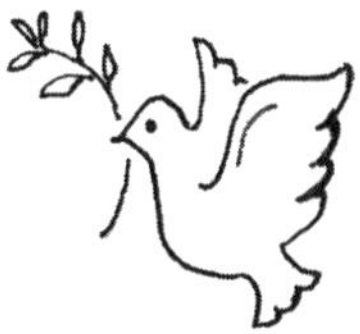

1　信じて生きること

　これまで関わった方の中には、神様と出会い、具体的に信仰を告白して、洗礼を受ける方々がおられました。また、そのようなかたちをとらずとも、自分の人生をすべて神様にゆだねていく方々や神様との関係の中で安らぎを得て、人生を閉じていく方々が多くおられました。そうした出会いのたびに私が思わされるのは、「信じて生きる」こと――それがたましいの癒しと安らぎとに深く繋がっている、ということです。

　これは、「神様を信じて生きれば、悪いことは起こらず、安らかに過ごせる」という意味ではありません。信仰はおまじないではありません。信仰があっても、人生には苦しみや悲しみが必ず襲ってきます。

　では、「信じて生きる」とはどういうことなのでしょうか。信仰とは何なのでしょうか。

　私は、「信じて生きる」とは「信じる」という決断の連続だと思っています。信仰をもったら、それが自動的に継続するものだ、と思っている方が多いように思います。ですから神様を疑ったり、迷ったりすると、自分の信仰が弱いからだと自分を責めてしまいます。しかし信仰は一旦「信じます」と告白したら、そのあと一度もぶれずに、疑うことなく進めるというものではありません。誠実に、また真剣に生きようとすればするほど、人は迷います。迷っていいのです。けれどもそのたびに、気を取り直して、信じていこう、と決断することが「信じて生きる」ことだと思うのです。

このことを新約聖書のヨハネの福音書四章四六―五四節から考えてみたいと思います。

「イエスは、再びガリラヤのカナに行かれた。そこは、前にイエスが水をぶどう酒に変えられた所である。さて、カファルナウムに王の役人がいて、その息子が病気であった。この人は、イエスがユダヤからガリラヤに来られたと聞き、イエスのもとに行き、カファルナウムまで下って来て息子をいやしてくださるように頼んだ。息子が死にかかっていたからである。イエスは役人に、『あなたがたは、しるしや不思議な業を見なければ、決して信じない』と言われた。役人は、『主よ、子供が死なないうちに、おいでください』と言った。イエスは言われた。『帰りなさい。あなたの息子は生きる。』その人は、イエスの言われた言葉を信じて帰って行った。ところが、下って行く途中、僕たちが迎えに来て、その子が生きていることを告げた。そこで、息子の病気が良くなった時刻を尋ねると、僕たちは、『きのうの午後一時に熱が下がりました』と言った。それは、イエスが『あなたの息子は生きる』と言われたのと同じ時刻であることを、この父親は知った。そして、彼もその家族もこぞって信じた。これは、イエスがユダヤからガリラヤに来てなされた、二回目のしるしである。」（新共同訳）

この箇所には、一人の王の役人とイエス様とのやりとりが記されています。登場する役人は、自分の大切な息子が病気でたいへん厳しい状態になったため、なんとかして助けたいと思いました。そして噂に聞くイエスという人なら助けてくれるかもしれない、とそれを頼りに、わざわざ遠い道のりをイエス様に会いにやって来ます。そして、自分といっしょに息子のところに来てほしい、息子を癒してほしいと頼むのでした。

しかしこの役人に対するイエス様の言葉は、「帰りなさい。あなたの息子は生きる」という、とても簡単なものでした。

役人はこの言葉を「信じて」帰って行った、とありますが、彼の心の内はどうだったのでしょう。いっしょに来て、息子を助けてくれるだろうと思っていたでしょうから、イエス様の言葉はあまりにも簡単過ぎて、彼にとっては期待はずれだったでしょう。

けれども、もうそんなことは言っていられません。最後の望みの綱であったイエス様がそう言われたのです。その言葉を信じ、その言葉にすがっていくしかありません。役人はこの言葉にかけて、家へ急ぐしかありませんでした。おそらくいろいろな思いが彼の心の中をよぎったのではないでしょうか。

「あの人がそう言ったのだから、きっと息子は助かるはずだ」「いや、それにしてもあんな簡単な言葉で片づけられるとは……」「しかし、あの言葉を信じていくしかない。あの言葉がどうか真実であってくれ……」そんな思いをもって役人は道を急いだことでしょう。

そして家へ急ぐ途中、しもべたちに会い、息子の病気が良くなったことを知らされました。しかもその時刻は、イエス様が「あなたの息子は生きる」と言われた時刻でした。これを聞いて、「彼もその家族もこぞって信じた」（五三節）とあり、ここで彼はまた「信じる」のです。つまり、家に帰る道々、彼はイエス様のことを信じきれず、その心は揺れていたということになります。

私は、「神を信じて生きる人の姿」をこの役人に見る思いがします。疑い、つぶやき、迷いながらも、気を取り直しつつ、取り直しつつ、それでも歩んでいくのです。

この役人は、迷いつつも信じて「歩いた」、つまり彼は「生きた」のです。

生きなければ、息子が癒された喜びに出会うことはありませんでしたし、イエス・キリストの言葉の真実に出会えませんでした。

信仰は、このように「信じていこう」と決断するその「点」が繋がって線となっていくようなものだと思います。決して自動的に繋がる線ではありません。その決断の点を打ち続けていくことを通して、私たちの信仰は深められていくと言えるでしょう。

病院では、「私のいのちに意味があるのでしょうか？　こんな人生に意味があるのか？」と問う方々に出会います。人生の意味についても同じことが言えると思います。私たちは、自分の人生について様々な願いや理想をもっていて、その願いのほうから自分の人生を見ています。そしてその願いがかなっていく人生こそが意味のある人生であるととらえています。

しかし考えてみれば、人生は思いどおりにいかないことのほうが多いと言えます。突然の病気などもそうでしょう。予想外のことが起こります。それを受け入れることができず、人はその苦しみの前で「自分の人生に意味があるのか」と問いかけます。

ところが、このあり方は、聖書に照らしてみると、どうも違っているようなのです。私たちは「自分のいのちに意味があるのか」と問うとき、ある前提をもってこの問いを発しています。それは「いのちには、意味のあるいのちと意味のないいのちがある」という前提です。けれども、決してそうではありません。いのちも人生も神様が与えてくださったものだからです。そうであるなら、「いのちそのものがすでに意味」「人生そのものがすでに意味」なのです。だからこそ、その人生を歩いていくとき、神様が用意された大切な何かに出会っていくのです。「歩く」のは、だれか他の人に代わってもらえませんから、自分で歩くよりほかありません。しかしそこには、歩いて行った人にしかわからない出会いがあります。

神様が与えてくださったいのちだから、人生だから、歩いて行こう——その信頼の中を歩いていくときに、自分の人生が意味であることを少しずつではあっても、私たちは知らされていくのでしょう。

ですから、人生を投げずに歩くこと、与えられた命を生きること、「信じて生きる」ことが大切なのだと私は思っています。そこに安らぎへの道があると思わされています。

2　死、病気の受容――人生の肯定

病気や苦しみ、そして死を受け入れることができたなら、たましいに安らぎが訪れると、だれもが考えます。ですから、どうしたら病気を、あるいは死を受容できるのか、と問われることがよくあります。

そこで、受容に関して患者さんのことを思いつつ考えたことを記したいと思います。

患者さんから、「こんな病気になってしまったけれど、それは仕方がないと思っています。諦めています」という言葉を聞くことがあります。最初のころ、私はこの言葉にマイナスのイメージをもっていました。しかし「諦める」という言葉（語源）には、「全体を見通す」「明らかにする」などの意味もあることを考えると、ただ断念するというのとは異なり、現実に抗うことなく、しっかり人生を見据えているという点では、一つの受容の形とも言えるのではないかと思うようになりました。

ところが、それとは違うもう少し積極的な「受容」をしている方々がおられます。その方々の「受容」は、「人生の肯定」という言葉に言い換えられると思います。これは、先ほどの「諦め」とどう違うのでしょうか。

「諦め」とは、〝人生の中に病気という、あるべきものではない異質なものがやってきた。しかし、それを認めよう〟とする態度です。それに対して「人生の肯定」は、〝病気は確かにたいへんなものだけど、決して異質なものではなく、人生の一部だ〟ととらえる態度です。つまり、「人生を肯定」することで、おのずと人生の一部である病気も受け入れることになります。

考えてみれば、私たちの地上の歩みは、誕生から始まり、死があって完成されます。死はまさに人生の一部なのです。ですから、「死」だけを切り取って、「受容できるかどうか」というのではなく、人生のすべてを肯定できれば、死もその一部として受けとめることができるということです。これは死や病気に限らず、障がいも老いもすべてにおいて同じと言えるのではないでしょうか。ここに受容の積極的姿勢が見られます。

では、「人生の肯定」はどこから来るのでしょうか。

聖書の創世記に、「神である主は、その大地のちりで人を形造り、その鼻にいのちの息を吹き込まれた。それで人は生きるものとなった」（二章七節）とあります。神が私たちのいのち、人生を始めたということです。

しかも私たちそのものは「きわめて良い」とされています（一章三一節）。私たちの存在（＝be）は、望まれ肯定されて始められたのです。それはとりもなおさず、最後まで生きることを願われているということです。

けれども、そのいのちを生きるにあたって、私たちは様々な苦しみに遭い、存在そのものの問いを抱えます。自分の弱さ、罪深さによる失敗、間違いを犯します。ところが、それらすべてを「十字架で背負う」とイエス様は言われます。

以前、病院の朝の礼拝を聴いていたある患者さんが言われました。「あなたのために十字架にかかってあげますよ～なんて、そんな恩着せがましい救い主なんか、わしゃいらん！」と。

確かにこの方のおっしゃることはもっともかもしれません。けれども、イエス様は、そのような上から目線で言っておられるのではありません。私たちの弱さや失敗や汚さ（罪深さ）からくる様々なことは、本当なら私たち自身が責任を取らなければなりません。私も「その責任をとれ！」と言われたら、自分で自分を処理するよりほか道はありません。

けれどもイエス様は、「それは全部わたしが背負うから、あなたはあなたとして生きてほしい」と十字架に向かわれます。そこにあるのは、「あなたが生きるためなら、わたしは何でもする」という深い思い＝愛です。「あなたのためだったら何でもする」という思いを貫いていけば、その先には十字架の死しかありませんでした。愛を突きつめていくと、十字架という形になった――そう言ってもよいと思います。

必ずいっしょにいて支えるから、最後まで生き抜いてほしい。それがイエス様の願いです。これは、「自己満足」や「自分のニーズ」ではない究極の「寄り添い」です。

神様の側にあるのはどこまでも「be」の肯定です。その絶対的な肯定の前では、私たちの自己否定など全く通用しません。私たちがひとりよがりの価値観で自分を責めようと、価値がないと結論づけようと、そうした自己否定を押し流してしまうほどの、命がけの力で私たちを肯定する――十字架はその証しです。

だから私たちは、そこに向かって叫ぶことができます。叫んでも、何かをぶつけても、立ち続ける十字架があります。寄り添って、赦し続ける十字架のキリストがおられるのです。

この神様の絶対的肯定を知るときに、私たちは、神様が自分を見てくださるその見方で自分自身を見てもよいと思えるようになってきます。「このままの私でいいんだ」「生きていていいんだ」「いや、生きるように願われているんだ」と。そこに「人生の肯定」への可能性があると思います。

死の受容に戻りますが、死や病気が異質な自分の外のものととらえている間は、それを受けとめる姿勢は諦めとなるでしょう。しかし、与えられた人生の中にあるものとしてとらえられたなら、その「人生を肯定する」中で死や病気は受け入れられるものとされていきます。

死は、私たちにとっては確かにどうにもならない「限界」に見えます。けれども、イエス・キリストは「復活された」と聖書は語っています。イエス・キリストの復活を通して、「死」という人間の限界を克服する神の力が現されたということです。ですから、このキリストを信じてついて行くなら、私たちもその死で終わるのではなく、死を超えるいのち、失われることのないいのちに生きることができます。

キリスト教では、死はすべてを呑み込む終わりではありません。私たちは神様のもとにある永遠のいのちに生きるようにと招かれているのです。

3　手放すこと

たましいの安らぎを考えるとき、「手放す」という言葉は大切なキーワードです。私たちは安らぎを得たいと願います。そしてその安らぎを、なんとか自分で獲得しようとします。どのように自分の気持ちを処理し、コントロールしていけばよいのだろうかと、何とか自分の力で安らかさを得ようとするのです。

しかし、安らかさは、いくら得ようとしても得られるものでありません。

様々な患者さんと出会って思うことは、本当の安らぎは、決して自分の力でつかみ取れるものではないということです。むしろ得ようとするよりも、手放すことによって安らぎは訪れる――そのような逆説的な側面があると思わされています。

「病気も苦しみも納得できない！」「こんなはずはない！」といつまでも自分自身にしがみついている人の中に安らぎは見られません。自分のいのちや人生を自分のものとして握りしめるのではなく、それらを手放していく、あるいは手放してもう一度神様のものとして新たに受け取り直していくことが必要です。ある人にとって、それは屈辱的なことかもしれません。しかし手放すことを通して、私たちは、それら手放したものが以前とは違った新しい（本来の）形をとって自分に与えられることに気づかされることでしょう。

「人生の道」　アルゼンチン　ファン・メンディサバル氏

一本の花を摘み取ると、その花を失い始める。
なぜならあなたの手の中でしおれてしまうから。
そして次の春に花を咲かせることはない。

小鳥をつかまえるとそれを失い始める。
再び森の中であなたのために、歌うことはないし、
雛を産むこともないだろう。

お金を貯めると、それを失い始める。
お金そのものには価値がない。
お金を使ってできることに、価値があるからだ。

自由を失わないために危険を避けるとき
自由を失い始める。
心を決めて選ぶ時、
その自由は確かなものとなる。

子どもが離れていくことをゆるさない時、
子どもを失い始める。
成長して自由になって戻る姿を
決して見ないから。

人生の道における体験から
逆説的なメッセージを学びなさい。
それは、常に手放すこと
手放さないならばそれを失う、
ということです。

（「霊性センターせせらぎ」二〇一二年掲載のＨＰより）

4　神が用いるbe

手放したときに、そこに残るものは、何も持たないbeです。しかし、その私たち「be」そのものを神様は用いてくださいます。確かに「be」は用いられるのですが、私たちにしてみれば、自分がどう用いられているか、必ずしもわかるとは限らないのです。

私は高校を卒業して、大学では薬学を学びました。私が所属したのは有機化学の研究室で、そこである物質を合成していました。毎日、その反応を進めるために、どのような条件を与えればよいか、実験を繰り返しながら、ゼミの先生の研究の一端を担わせていただきました。卒業後何年も経ったころ、ゼミの先生が退官することになり、記念の最終講義に当時の友人たちといっしょに出席しました。講義では、これまで先生が研究された合成過程の化学式が、次々とスライドで映し出されていきました。そしてその中に、私が悪戦苦闘したあの物質の合成過程が映し出されているのに気づきました。

その時初めて私は、自分のしていた合成の意味を知りました。そして自分のしていたことが、この長い長い合成の過程の中で、ほんの一段階ではあったけれども、なくてはならないものだったことを知ったのです。在学当時の私は、自分のしている合成がどんな意味をもっていたか、深く知ることもなく、ただ日々、実験を重ねているだけでした。

これと同じように人は、自分が生きていることにどんな意味があるのかわからないまま、それでも毎日を生きなければならないという現実を背負うことがあります。けれども神様の長いスパンの中では、私たちの歩みも決して小さなものではなく、神様がそのわざを進めていくには、なくてはならないものなのです。そうであるなら、どんな意味があるのかを知ることは一番大切なことではないと思えてきます。たとえすぐにはわからなくても、「その答えは神様がその手にちゃんと握っている。だから意味はあるのだ」ということだけを知って、与えられたいのちを生き抜いていくことが大切なのではないでしょうか。

小さな者を用いて、神様の大きなわざがなされていく――最終講義ではこのことをあらためて教えられました。

次のようなこともありました。私が最初に遣わされた教会に来ていた女子大生が、あるとき「洗礼を受けたい」と申し出てきました。「どうしてそう思うの？」と聞くと、「おばあちゃんのような生き方がしたいから」と言いました。彼女のおばあちゃんはクリスチャンで、ずっとベッド上の生活でした。それでもいつもニコニコして、「ありがとう、ありがとう」と神様と家族に感謝していました。「そんな人に私もなりたい」と彼女は言いました。

彼女のおばあちゃんは、ベッド上の生活であっても、生きていることを喜んでおられたのでしょう。おそらく「そういう姿を孫に見せて、何かを教えてやろう」などという気持ちはなかったでしょう。ただ感謝して生きている。そのおばあちゃんを神様が用いられた、ということです。

聖書の中にある「一粒の麦」もそうです。これはイエス・キリストのことを表していますが、私たちに重ねて考えることもできます。一粒の麦は、自分が死んだ後にその穂からどれだけの麦が実るのかを知りません。でも豊かな実りが確かにあるのです。

先ほど紹介したBさんはこう語っています（五七―五九頁）。

「きっと生きるというのは、生きてやろうと思わなくても、生きている姿がそのまま何か光ったり、だれかの道になったりするんですよね。」

「病気になる前は、生きる実感は達成感だった。それがなければ、自分を処理しようと考えた。でも、生かされていることを知って、生きることの価値観が一八〇度変わった。

喜びとなった。大きな達成感はなくても、感謝して生きることが喜びだと思えるようにな
った。」

　この方は、治療を拒否しているとても難しい患者さんとして介入依頼のあった男性です。達成感を求めて、転々と仕事を変えていた人でした。しかし、多くのものを手放さざるを得なくなった人生の最後に、大切な言葉を遺してくださいました。おそらく彼自身、こんなにもたくさんのことを私に教えることになろうとは、意図していなかったことでしょう。しかし、私は多くを教えられ、こうして皆さんにもお伝えしているわけです。神様がこの方を用いておられるのです。

　ですからこの方の言われたとおり、「生きる意味」は達成感のあるなしとは関係がない、と私は思っています。達成感がないからといって自分の生きる意味がないなどということは、一切ありません。達成感のあるなしで生きる意味は判断されるものではありません。

　神様が、「あなたをあなたとして」「ここに置いた」、そこには意味と目的がすでにあるのです。そして、あなたをここに置いた神様が、神様のやり方であなたを用いておられるのです。

III　聖書からのメッセージ

たましいの痛みをもつ方々が、聖書の言葉に触れ、その死生観や命のとらえ方に心を動かされる場面にたびたび出会わされてきました。中には、信仰へと導かれる方もあります。反対に、信仰生活を送ってきた方が、その信仰によって、かえって苦しむ場面にも出会ってきました。それは〝信仰〟のとらえ方によるところが大きく、これについてはⅣの「牧会者の関わり」でも述べているとおりです。

そこでこの章では、①信仰をどうとらえるか、②信仰者として苦しみをどう受けとめるか、そして③信仰の中心である〝そのままで愛されていること（do から be へ）〟をテーマとして、聖書からのメッセージを掲載します。（メッセージは、病院の礼拝で語ったものをもとにしています。）

1　思いを受けとめてくださる方

「イエスがこれらのことを話しておられると、見よ、一人の会堂司が来てひれ伏し、『私の娘が今、死にました。でも、おいでになって娘の上に手を置いてやってください。そうすれば娘は生き返ります』と言った。そこでイエスは立ち上がり、彼について行かれた。弟子たちも従った。すると見よ。十二年の間長血をわずらっている女の人が、イエスのうしろから近づいて、その衣の房に触れた。『この方の衣に触れさえすれば、私は救われる』と心のうちで考えたからである。イエスは振り向いて、彼女を見て言われた。『娘よ、しっかりしなさい。あなたの信仰があなたを救ったのです。』すると、その時から彼女は癒やされた。イエスは会堂司の家に着き、笛吹く者たちや騒いでいる群衆を見て、『出て行きなさい。その少女は死んだのではなく、眠っているのです』と言われた。人々はイエスをあざ笑った。群衆が外に出されると、イエスは中に入り、少女の手を取られた。すると少女は起き上がった。この話はその地方全体に広まった。」（マタイの福音書九章一八―二六節）

ここには、イエス様を求める二人の人が登場します。

一人は会堂司、もう一人は十二年間出血が止まらずに苦しんでいた女性です。きょうは二人の共通点に触れながら、聖書のメッセージに耳を傾けてみたいと思います。

きょうの聖書の場面は、イエス様の食事の席と考えられます。イエス様はそこで話をしておられるのですが、それを遮るかのように、一人の会堂司がいきなりやって来て、ひれ伏して話し始めます。会堂司ですから、だれかにひれ伏されることはあっても、自分がひれ伏すことは少なかったでしょう。彼がそうするには理由がありました。最愛の娘が死んでしまったのです。「私の娘が今、死にました。でも、おいでになって、娘の上に手を置いてやってください。そうすれば娘は生き返ります」と訴えます。

娘を亡くした彼は、すがる思いでイエス様を捜してやって来たのでしょう。それが食事の席であろうと何であろうと、彼にとっては全く関係ありません。自分の愛する娘を助けてほしい。死んでしまったこの状況を覆すことができるなら、自分は何だってする。話の途中に割り込み、自分の求めだけを一方的に投げつけて、イエス様をそこから連れ出そうとする勢いでした。

彼にはイエス様に対する深い信頼の心があったのでしょうか。いいえ。この人なら、きっと何とかしてくれるのではと、なりふり構わずにやって来たのでしょう。
しかしイエス様は、自分本位な思いを振りまく彼に「ついて行かれた」と聖書は記しています。

そのようにして道を急いでいるイエス様に、また一人近づいて来た人がいました。十二年間も出血が続く病気を患っていた女性です。彼女の病気は身体的な苦しみにとどまらず、宗教的に汚れた状態とされていることもあって、社会に受け入れられない苦しみも背負っていました。いわば身も心もボロボロの状態した。

〝汚れている〟という烙印を押されている彼女は、イエス様の前に直接出ることができません。そこで後ろから近づいて、イエス様の衣の房に触れました。「この方の衣に触れさえすれば、私は救われる」と思ったからでした。するとイエス様が振り向いて、彼女を見て言われました「娘よ、しっかりしなさい。あなたの信仰があなたを救ったのです」と。そして彼女は癒されました。

これを読んで皆さんはどう感じるでしょうか。「触れさえすれば救われる」という彼女の思いは、とても信仰と呼べるものではない。これを「信仰」というなら、御利益でもいいから、藁をもつかむ思いで信じることが「信仰」なのか。イエス様は何をもって、衣の房に触れた女性の思いを「信仰」とされたのだろう。多くの人がこのように考えるでしょう。

彼女の行動は、「とにかく癒されたい。この苦しみから解放されたい。この人なら何とかしてもらえるかもしれない」という思いからくる、なりふり構わないものでした。これは、イエス様のところにやって来た一人目の会堂司とも共通する思いです。

信仰とは何か。私たちは様々に考えます。

信仰とは、自分中心ではなく神を中心として生きようとすることだ。──そう考えると自分のことしか考えていない先ほどの登場人物の思いをどう受けとめれば良いのだろうか。

信仰とは、自分の罪を悔い改めることだ、そして神への信頼に生きることだ。──こう言うこともできるでしょうが、先の登場人物の中に、悔い改めにあたるようなところは見られない……。

確かに私たちは、信仰について様々に語ることができます。しかし「信仰」について語ることができたとしても、また信仰者とはそうあるべきだと考えたとしても、そうした理論は、厳しい現実の前でもろくも崩れ去ってしまうのではないでしょうか。危機的な状況に追い込まれると、たちまち吹き飛んでしまうほど、心もとないものであることを、私たちは認めざるを得ないでしょう。

きょうの聖書の箇所は、私たちに「どのような信仰なら願いがかなえられるのか。どういう信仰をもてばよいのか」を伝えようとしているのではありません。そう考えること自体がそもそも違っているのです。もし「このような信仰なら神様に受け入れられ、救われる」と考えるなら、それは、自分の信仰の持ち方が自分を救うという考えになります。自分のあり方が、神様の救いを引き出すということであり、自分の側に救いの根拠を置く〝自分よがり〟なあり方になってしまいます。

残念ながら、信仰と呼べるような立派なものは、私たちにはありません。最後には、ただただ「神様、助けてください」とすがるしかないような者です。そのどうしようもない「人間」の思いを、それでもイエス様が、受けとめてくださったという事実。きょうの聖書はその事実を私たちにしっかりと伝えているのです。

この一方的な恵みにこそ、私たちは希望を置くことができます。そして、そこにしか希望はないのです。

自分の思いだけで宴席にずかずか入り込んで来るような人、そんな自分勝手な人の思いも受け入れて、「ついて行かれる」イエス様。衣の房に触れさえすれば癒される――ただそれだけの思いでイエス様に近づき、触れた女性を癒されたイエス様。私たちはこのように、どこまでもイエス様に愛されているということです。

きょうの聖書は、信仰とは何かについて教えているところではない、と述べました。しかし、今回の箇所からあえて信仰について言うとすれば、「あなたの〝信仰〟があなたを救ったのです」とイエス様が言われたのだから、彼女の思いは「信仰」だったということです。

イエス・キリストは、求める一人ひとりに目を向けてくださる方です。地位のあるなしや社会的立場で人の価値を測る目は、イエス様にはありません。この聖書の箇所を、イエス様が地位のある人のところへ急いでいる途中で、社会で顧みられない人に目を留められたと読む人もありますが、確かにそういった価値観をもつ人からすれば、イエス様の行動は驚くべきものだったかもしれません。しかしイエス様にとっては、そんなことは全く関係のないことでした。

ただただ、求める人、一人ひとりに関わってくださる。それが身分の高い人であろうと、社会に疎まれた人であろうと、一人ひとりのどんな思いも受けとめてくださる。それを「あなたの信仰」と受けとめてくださる。それがイエス・キリストです。

さらにイエス様は、その思いを受けとめてくださるだけではありません。会堂司の家を訪れたイエス様は、娘の死を前にする群衆に「死んだのではなく、眠っているのです」と言われます。それは、そこに集まる人々にとっては馬鹿にしてたくなるような言葉でした。実際彼らは「あざ笑った」と聖書には記されてあります。

ところが、イエス様に手を取られた娘は起き上がります。ここに、人の思いを受けとめ、さらに人の思いを超えて希望を与えてくださるイエス・キリストの姿が示されています。「死んだのではなく、眠っているのです」と言って、娘を起こされたように、私たちにとっての死も、死に値するような絶望も、永遠なものではなく、一時的な眠りのようなものとして、それを超える希望を与えてくださるのがイエス様です。そしてその希望は、十字架の死とそれを超える復活によって確かなものとされているのです。

取るに足らない者、身勝手な思いしか抱けない者であるにもかかわらず、その思いをすべて受けとめてくださる大きな神様の愛と赦し――それを伝えるために、神様は人として私たちのところに来てくださいました。神様の愛と赦しを感謝しながら、また求めつつ、希望の中を生きていく者でありたいと心から願っています。

《祈り》

天の神様。

あなたがご自身に対する私たちのどんな思いをもすべて受けとめてくださっていること、そして赦し、愛し抜いてくださることを心から感謝いたします。どうか私たちが、神様からの愛を喜び、その希望に支えられながら生きることができるように、そばでいつも導いていてください。

主イエス・キリストの御名によってお祈りいたします。アーメン。

2　苦しみと葛藤を通して

「そして言った。

『私は裸で母の胎から出て来た。

また裸でかしこに帰ろう。

主は与え、**主**は取られる。

主の御名はほむべきかな。』」（ヨブ記一章二一節）

私たちは様々な苦しみに向き合いながら生きています。そして、なぜこんな苦しみに遭わなければならないのかと問いかけます。

聖書の中で「苦しみ」と言いますと、私はまずヨブ記のことが頭に浮かびます。ヨブ記は、ヨブという一人の信仰深い男性にまつわるお話です。

「彼（ヨブ）のように、誠実で直ぐな心を持ち、神を恐れて悪から遠ざかっている者は、地上には一人もいない」と言う神様に対して、地を行き巡り、たくさんの人間を見てきたサタンは言います。「ヨブは理由もなく神を恐れているのでしょうか」と。つまりサタンは「ヨブは、信じることによって利益があるから、そうするのであって、もしすべてを失ってしまったなら、いくらヨブでも神様を呪うに違いない」と言うわけです。そこで神様はヨブの正しさを立証するためにヨブのもの一切をサタンの好きなようにすることを許されました。

サタンは、ヨブの財産や子どもたちを次々と奪い取っていきます。ヨブは一文無しになりますが、それでも神様を呪うことなく、「わたしは裸で母の胎を出て来た。また裸でかしこに帰ろう」と言うのです。

しかしサタンも引き下がりません。「ヨブの健康を奪ってみれば、面と向かってあなたを呪うに違いありません」と言います。こうしてヨブは、命を残されたまま、その限界ぎりぎりまでの苦しみを受けることになったのでした。

ひどい皮膚病になったヨブは、見舞いに来た友人たちでさえ彼を見分けられないほどだった、と記されています。友人は七日の間、かたわらで話しかけることすらできない状態でした。これがヨブ記の二章までです。

サタンの問いかけから始まるヨブ記は、その後のヨブと友人たちとのやりとりに、全体の四分の三が費やされています。

三章に入ると、ヨブが苦しみの中から嘆き始めます。どうしてこんな苦しみに遭わなければならないのか、と。そのヨブに対して友人たちは言います。「君がそんな苦しみに遭うのは、知らずにやってきた悪いことのせいだ。早く神様に謝罪するが良い」と。

確かに何か悪いことをしたから、つらい目に遭う、という因果応報の思想は、なぜ苦しみや病気があるのかという問いに説明をつけやすいと言えるでしょう。しかし、これは苦しんでいる本人には何の慰めにもなりませんし、何の意味ももちません。

さて最初は、「私は神様から幸福をいただいたのだから、不幸をもいただこうではないか」と神様を非難することのないヨブでした。しかし、友人たちからさんざん「何かおまえが悪いことをしたからだ。謝罪せよ」と迫られたヨブは、とうとう「いや、自分は正しい」と論争を挑むようになります。

そしてこの長いやりとりの間、ヨブは沈黙し続ける神様が、自分の敵か味方かと心揺さぶられます。そして自分の正しさを懸命に主張し、神様にそれを認めてもらおうとするのでした。

ヨブ記は最後に、それまでずっと沈黙し、何も語ることのなかった神様が、嵐の中からヨブに語りかけるというクライマックスを迎えます。この神様の語りかけを聞いて、ヨブは一切の論争を打ち切り、口を閉ざしてしまいます。

このとき神様は、ヨブの問いに答えを出されたわけではありませんでした。ただご自分の創造のわざを延々と語られただけでした。でも、ヨブはそれで納得し、一切の論争を打ち切ります。なぜなら、沈黙したままで自分を捨てたのではないかと思っていた神様が、個人的に自分に向き合ってくださったからです。そして、その神様がすべてを創造し、導いておられることを知らされたからです。

ここにヨブにとっての答えがあったと言えるのではないでしょうか。この体験自体がヨブの求めていた答えであったからこそ、ヨブはもう二度と神様に問うことをしなくなったのです。

さて、神様が信仰深いと認めているヨブは、神様に問い続け、闘い続けた葛藤の末に納得しました。言い換えると、納得するためには、この葛藤が必要だったということです。

神様を信じる者、信仰のある人はすべてを受けとめられる人だ、苦しむのはおかしいと思っている人にときどき出会うことがあります。けれども、決してそのようなことはありません。

神様を信じるとは、問わずにいられないほど落ち込んでいったとしても、そこは決して底なし沼ではないこと、支えてくれる動かない腕があること、戻る場所があることを信じることです。子どもが母親の胸に顔をうずめて泣き崩れるように、こぶしを握って文句を言ったり、感情をぶつけたりしてもよい。それによって押し潰されたりせず、捨てもせず、すべてを受けとめて支えてくれる相手がいることを知っていることです。

ヨブはきっと思ったことでしょう。そうか、そうだったのか……。すべてを造った方がおられる、すべてを導く方がおられる、それなら大丈夫なんだ、もう何も言わなくてもいいのだ、と。このことは、ずっと神様に問い続けてきたヨブが、逆に自分の生き方を神様に問われたという体験でもあったと言えるでしょう。

このときおそらく初めにヨブが語った言葉、「私は裸で母の胎から出て来た。また裸でかしこに帰ろう。主は与え、主は取られる。主の御名はほむべきかな」との言葉が、彼にとって真実なものとなったことでしょう。

人間が、人間を超えている神様を完全に理解することはできません。ですからその意味では、私たちの身に起こる一つ一つの事柄の意味を知ることは難しいかもしれません。けれども一つだけ言えることは、今わからなくても、すべてを創造された神様の側には答えがある、神様は必ずその答えを握っておられるということです。そのうえで私たちはどう生きるかを問われているのでしょう。すべてを導いておられる神様を信頼して生きようとするとき、人は、神様から与えられた人生を引き受けていく決心をすることができるのだと思います。そして決心し、引き受けて生きていく過程で、神様が用意してくださっている様々な喜びにも出会わされていくことでしょう。

もし「意味がわからない」といって、人生を投げてしまっては、その先に用意されているはずの尊い喜びにも出会えないことになってしまいます。

神様が命を与えてくださったからには、必ず必要なものを備えてくださる。そのことを信じて、人生を引き受け、その中にちりばめられている恵みに出会っていきたいと願っています。

《祈り》

天の神様。

様々な苦しみや葛藤が私たちの心を揺り動かす日々ですが、すべてを創造し、導かれる神様が与えてくださった特別な人生を、引き受けていくことができる者としてください。

主イエス・キリストの御名によってお祈りいたします。アーメン。

3　本当の安らぎ

「わたしはあなたがたに平安を残します。わたしの平安を与えます。わたしは、世が与えるのと同じようには与えません。あなたがたは心を騒がせてはなりません。ひるんではなりません。」（ヨハネの福音書一四章二七節）

私事で恐縮ですが、二月の連休に家の押し入れの大整理を行いました。不要なものがたくさんあって、大きなゴミ袋にまとめると、なんと十八袋になりました。言ってみれば、押し入れの中身はほとんどがゴミだったということです。とはいっても、そのほとんどは娘が赤ちゃんの時に使っていて、今は使えなくなったものや遊び道具でしたから、いわゆる「ゴミ」ではありません。また引き出しの整理もしましたが、そこからは、娘が小さいころに書いてくれた手紙だったり、思い出の写真だったり、いろんなものが出てきました。これは大切に取ってあります。

それを見ながら、ふと思いました。私は娘がおばさんになるのを見ることはできるかもしれないけれども、おばあさんになった姿を見ることはないだろうな、と。
人は時間の中を生きていますから、いつまでも同じ時にとどまっていることはできません。またいつまでも生き続けることもできません。つまり、人の時間には限界があるのです。また人は成長していきますから、同じ関係を持ち続けることもできません。子どもは小さいころ、親をまるで絶対的な存在であるかのように受けとめています。こんな自分がここまで信頼されてよいのだろうか……。そんな戸惑いにも似た喜びを味わいますが、子どもは成長するにつれて、やがて親から離れていきます。いつまでも、その時と同じ喜びを持ち続けることはできないということです。
私が好きなアーティスト（BUMP OF CHICKEN）の歌詞の中には、人生の鋭い視点をもつ言葉が数多くあります。その一つに次のような歌詞があります。

♪悲しみは消えるというなら、喜びだってそういうものだろう♪

（藤原基央作詞・作曲『ＨＡＰＰＹ』）

「悲しみがあってもいつかは消えるよ。悲しみは必ずいつか去って、次にはきっと良いことがやってくるよ」という言葉なら、よく聞くでしょう。でも、ここでは、「悲しみがいつか去っていく」のと同じように「喜びだってそういうものなんじゃないか」と歌われています。喜びも満足も、悲しみと同じようにやがては消えていく、という可能性をいつも秘めているというのです。

確かにそのとおりなのかもしれません。だから人は、喜びや安らぎの中にあっても、どこかしら不安を抱えているのでしょう。そして、この喜びがいつまでも続くようにと祈り、時が止まってほしいと願うのではないでしょうか。そして、その喜びが絶たれる時が来たら、同時に希望を失い、生きていくことすら放棄したいと願うこともあるのでしょう。喜びによって安らぎを得て、安定したいと願いつつ、反対にその喜びや安らぎを失うまいとするあまり、それらに翻弄されて心の安定を失っている……。私たちは「安らぎ」というものをどこかで勘違いしているのかもしれません。

さて、きょうの聖書の箇所は、イエス・キリストの「最後の晩餐」での一場面です。「最後の晩餐」はイエス様が捕らえられて十字架にかけられる前に、弟子たちとともに過ごした地上での最後の食事です。何人もの画家がこの場面を描いていますから、ご存じの方も多くいることと思います。

イエス様は、自分がやがて命を落とすことを知っておられました。ですから、この晩餐で語られた言葉は、いわば遺言のような重みをもったものだと言えます。これだけは知っていてほしい、伝えておきたいという血の通ったメッセージであったと考えられます。その中の一つが、ヨハネの福音書一四章二七節の「平安」についての言葉です。

イエス様は、「わたしはあなたがたに平安を残します」、続けて「あなたがたは心を騒がせてはなりません。ひるんではなりません」と述べておられます。心を騒がせることなく、ひるむことを取り除くのが、「平安」また「本当の安らぎ」です。

きょうは、この「安らぎ」「平安」について、ごいっしょに考えてみたいと思います。

去って行くイエス・キリストは、「あなたがたに平安を残していく。平安を与える」と言われます。そしてその平安を、世が与えるのと同じようには与えないと言っておられます。

この世が与えてくれる平安とは何でしょうか。この世の何が人を安心させてくれるのでしょうか。経済的な豊かさ、社会的な役割や地位、健康、やりがいのある仕事や豊かな人間関係など、様々なことを考えることができます。しかしこれらはすべて、いつかは失われる可能性があります。そして失われたとき、当然それらがもたらしていた喜びや、それらによって支えられていた安らぎは、同時に消え去っていきます。

私たちはときに、人生があまりに過酷であると感じることがあります。どんなにまじめに生きても、全く苦しみのない人生を送る人はいないでしょう。

しかしもし、この世が与えてくれるすべてを失っても、それでもなお残る安らぎがあるとするならば、それこそが「本当の安らぎ」「本当の平安」だと言えるのではないでしょうか。イエス様が与えてくださる安らぎ、平安とは実はこのようなもので、この世が与えてくれる限界ある安らぎとは違っているというのです。

富も権力も、支配する力も、すべて限界があります。いつかはやがて私たちの手からこぼれ落ちていきます。そのときになって、人はすべてを失ってしまったかのような思いにとらわれるかもしれません。しかし、違うのです。神様に繋がっているかぎり、たとえ私たちの手からあらゆるものがこぼれ落ちたとしても、神様の手から私たちがこぼれ落ちることはありません。下には、神様の大きな腕が私たちを支えるために用意されているのです。

「下には永遠の腕がある。」（申命記三三章二七節）

悲しみがいつかは去っていくように、喜びもいつまでも続いてはくれないと知る私たち。ときには、どこまでも沈んでいくかのように落ち込む私たちに、限界を超える神様の確かな腕が私たちを受けとめてくださるというのです。ですから、底なしではありません。

この永遠の愛と赦しの腕に支えられていることを知るとき、私たちはたとえ苦しみや悲しみを背負うことがあっても、その限界の中をも歩いていく力が与えられていくでしょう。そしてそこで、私たちの手からこぼれ落ちない本当の安らぎに出合うでしょう。時間や場所やあらゆるものとの関係において限界の中を生きる私たちは、限界を超える存在に結ばれてこそ、それらを超えていくことができるのです。

目に見えるものや一時的なものに安らぎを求めやすい私たちです。しかし命をかけるまでの愛に裏づけられた、目に見えない大きな安らぎの手に、自分自身を明け渡して委ねていくものでありたいと思います。そこで味わう本当の安らぎ、平安をかみしめながら、与えられた人生をしっかり歩みたいと心から願うものです。

《祈り》

天の神様。

私たちは、この世が与える平安を求め、それを失い、失望を繰り返す者です。しかしそのすべてを超えて私たちを愛し、赦そうと待っている神様がおられることを知ることができますように。そしてその方のもとで、本当の安らぎを味わうことができますように導いてください。

主イエス・キリストの御名によってお祈りいたします。アーメン。

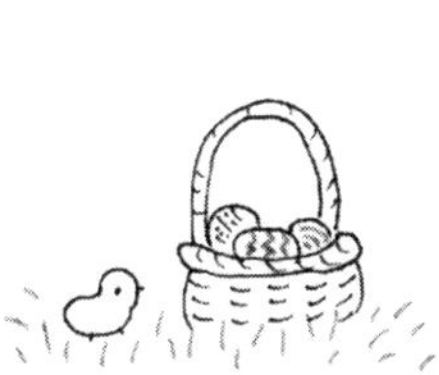

4　あなたがたは地の塩です

「あなたがたは地の塩です。もし塩が塩気をなくしたら、何によって塩気をつけるのでしょうか。もう何の役にも立たず、外に投げ捨てられ、人々に踏みつけられるだけです。」（マタイの福音書五章一三節）

きょうの聖書の箇所は、有名な山上の説教と言われるところです。「あなたがたは地の塩です」とイエス・キリストは言われます。

塩は、私たちが生きるうえでなくてはならないものです。料理においても、素材の腐敗を防いだり、素材そのものの味を引き出したりします。そしてこれらの効果は、塩がその素材の中に溶け込んでこそ初めて現れるものです。もし塩が「見えていたい」と形あるままであり続けるならば、いま言ったような効果を見ることはありません。溶けてしまってこそ、見えなくなってこそ、その働きが最大限に活かされるのです。その意味で塩は、働きの割には地味な存在だということになるでしょう。

それでは、「あなたがたは地の塩です」と言われるとき、私たちは目立つことなく、地味な、しかし大きな働きをしなければならないということでしょうか。自分を捨てるような犠牲的な精神をもった働きをしなければならないということでしょうか。もしそうであれば、その言葉は負担になるばかりです。

しかしイエス様の言葉は、私たちを追いつめるものではないはずです。それで、もう少しこの場面を見ていきたいと思います。

冒頭に述べたように、この聖書の箇所はマタイの福音書五章から始まる「山上の説教」に含まれているところです。一節でイエス様は、山に登って腰を降ろし、弟子たちが近くに来たところで口を開き、教えられた、とあります。つまり、この言葉を語るイエス様の近くにいたのは弟子たちだったわけです。

「弟子たち」といっても、まだイエス様に従い始めたばかりの人たちです。何らかの大きな働きをしていたわけではありません。その彼らにイエス様は、「いずれは塩となれる」ではなく、「地の塩です」と断言しておられるのです。

それでは、イエス様から塩であると断言された弟子たちとはどんな人たちだったのでしょうか。

確かにこのときはまだ弟子になって日も浅いころだったわけですが、イエス様に従ってから時間が経てば、それなりの人になったのかといえば、そうではありませんでした。実際、いつまでもイエス様のことを理解できず、他の弟子たちと自分を比べ合って争ったりするありさまでしたし、最後には十字架にかけられるイエス様を見捨てて逃げ去り裏切ったのですから。このような弟子たちの「人間としての弱さ」を、イエス様ははじめからすべて知っておられました。完璧な人間を選んだのに見込み違いだったなどということではありません。最初から彼らのことを、いや、人間のことを理解しておられたのです。

それでもなお、イエス様が「あなたがたは地の塩です」と言われるのであれば、ここで言われている「地の塩」とは、何か犠牲的精神を持ち合わせた立派な人間のことが言われているのではないのは明らかです。そして弟子たちと何ら変わらない私たちに対しても、優れた人間であることを求めておられるのではないことがわかります。

そうであれば、イエス様のこの言葉をどう受けとめればよいのでしょうか。

山上の説教は、イエス・キリストの十字架よりずっと前に語られたものですが、イエス様の十字架を念頭に置いて考えるべきものだと思います。弟子の信仰もそうですが、私自身の信仰も、またその生き方も、どんなに高く見積もっても恥ずかしいばかりのものです。それでも「地の塩です」と断言するイエス様は、人間のどうしようもないその欠けを十字架で満たし、そのうえで「地の塩です」と言い、「地の塩として生きられる」道を示してくださっているのです。つまり、塩であることの根拠は人間の側の努力にあるのではなく、努力しても埋められない欠けを満たすイエス様の側にあるのです。

さて、一三節の後半を見てみます。

「もし塩が塩気をなくしたら、何によって塩気をつけるのでしょうか。もう何の役にも立たず、外に投げ捨てられ、人々に踏みつけられるだけです。」非常に厳しい言い方です。

ここでイエス様は、塩が塩気をなくしてはならないと強調しておられます。もし私たちが自分の力によって塩気を発揮すると考えるなら、「とても塩味を利かせられない。ああ、自分は踏みつけられてしまう」と恐ろしくなることでしょう。

確かにイエス様は、塩気をもった塩であり続けることを、ここで強く求めておられます。しかし、先にも述べたとおり、塩気のある塩とするのはほかでもないイエス様ご自身です。もしイエス様の十字架を抜きにして、自分こそが塩味をつくり出せると思うなら、その瞬間、私たちは傲慢に陥り、役に立つことなく、人々に踏みつけられることになるでしょう。踏みつけられるとは、塩が目に見える形のままであるということでもあります。

このイエス様の言葉ですが、さらに踏み込んで、こうも言えるように思います。「地の塩が塩であり続ける」とは、「地の塩であるあなたがあなたであり続ける」ということ、

「私が私であり続ける」ということです。

塩としてつくられているのだから、塩としてあり続ける。つまり、神様に造られた者として、神様に赦され愛され、神様に置かれた者であることを信じて、その場であなたはあなたとしてある、ということです。「あなたが、不十分なことは全部わかっている。その欠けたところはわたしが埋めるのだから、そのことを信じて、自分の姿を受けとめていきなさい。」このイエス様の言葉を信じて、塩としてあり続けることです。

イエス・キリストによる「欠けの満たし」があってこその「塩」であるのなら、「塩であり続けること」とは、満たしてくださるイエス様に繋がり続けることでもあります。それなしで私たちが塩であり続けることはできません。

「地の塩になれ」と言われてもとてもなれない弱い私たちのそばに、イエス様の十字架が立ち続けています。そこにいつも立ち戻りながら生きること、それこそが塩としてのあり方なのではないでしょうか。

その一方で、「いかにも地の塩です！」と自分が立派で役に立っているかのようにひけらかすあり方は、塩がどこまでも溶けずにいる姿であると言えるでしょう。溶けない塩は残念ながら、本来の役割を果たすことはできません。

むしろ誇れるものをもたない自分の弱さを認め、それでもそのもろい自分を満たしてくださるイエス・キリストの愛に支えられて神様に繋がって生きるとき、自分でも知らないうちに、出会う人々を「生かす役割」を果たしていくのです。溶けた塩の姿が見えなくても、素材そのものの味を引き出すように。

私たちが毎日、神様に生かされて、そのことを感謝して生きる。この地味な事柄の中に、塩としての役割が果たされているのです。

「地の塩です」と断言してくださるイエス様の言葉は、「地味で目立たなくても、そのままであなたは十分働いているのです」という、いのちのこもった温かなものとして、私の心に響いています。「地の塩です」というイエス様のいのちがけの宣言を、心からの感謝をもって受けとめて歩みたいと願っています。

《祈り》

天の神様。

この小さな者を「地の塩」としてくださってありがとうございます。あなたのその愛に支えられて、塩として生かされていることを喜びとすることができるように導いてください。

主イエス・キリストの御名によってお祈りいたします。アーメン。

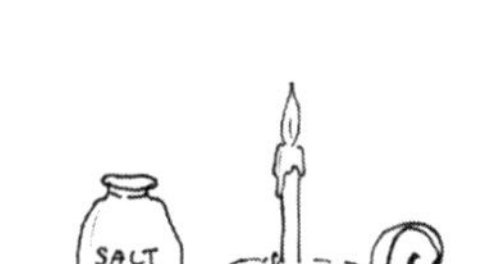

5　神の流れにゆだねる人生

「あなたの重荷を主にゆだねよ。
主はあなたを支えてくださる。
主は従うものを支え
とこしえに動揺しないように計らってくださる。」（詩編五五編二三節、新共同訳）

今朝は、ある患者さんとの関わりを通して考えさせられたことをお話ししたいと思います。

患者さんは四十代の女性です。お仕事も生活も充実していたIさんでしたが、若くして癌を患い、人生の最後の日々を過ごすためにホスピスに入院してこられました。その関わりはわずか十日ほどでしたが、Iさんが病気を通して教えられたことや考えていることなどをお話ししてくださったその時間は、私にとって大事な時となりました。

Iさんはおっしゃいました。

「周りの人から『最後はあなたらしく過ごしたらいいよ』って言われるけれど、〝自分らしく〟ってどういうことなのか、よくわからないんです。」

そして「自分らしさを見つけること」を最後の宿題として、逃げずに自分に向き合うと決められました。

確かに、私たちも「これから自分らしく過ごしてください」と言われても、どのように過ごすか戸惑ってしまったり、「自分らしく」の「自分」とは何だろうと考え込んでしまったりするのではないかと思います。「これが自分です」「これが自分らしいあり方です」などと言葉で定義するのは簡単ではありません。人はそのひと時ひと時をいろいろな思いで過ごしているからです。

ところで人は、なりたい自分になろうと努力し、自己実現を目指します。その過程で得るものはきっとたくさんあるでしょう。

「なりたい自分になる」という言葉で、私がまず思い出すのは、創世記のアダムとエバの話です。神様によって造られたアダムとエバが、蛇の誘惑によって禁断の木の実を食べてしまい、エデンの園を追放されるという話です。

神様はアダムとエバに、「園のどの木からでも思いのまま食べてよい。しかし、善悪の知識の木からは、食べてはならない」（二章一七節）と言われました。その約束を守って過ごしているエバのもとに、ある日、蛇がやって来て、ささやきます。「それを食べるそのとき、目が開かれて、あなたがたが神のようになって善悪を知る者となることを、神は知っているのです」と。

蛇の誘惑はどういうものだったのでしょうか。それは、「神のようになれる」つまり、今は神のようではないこと、まだ不十分であると思わせることでした。禁じられている木の実を食べると、今よりもずっとすばらしいあなたになれる。これは、今の自分をよしとさせない巧みな誘惑です。

なりたい自分になれる……こうして二人は禁断の木の実を食べてしまいます。その結果、何が起こったのでしょうか。「食べてはいけない」と言われていた木の実を食べ、彼らは裸であることを恥ずかしいと思いました。裸の自分が恥ずかしい、つまり、ありのままの自分が恥ずかしい存在になってしまったのです。

なりたい自分になろうとする思いが、あまりにも強すぎると、それは今の自分の否定に繋がりかねません。なりたい自分と、今の自分に距離ができてしまって、「本来の自分」がわからなくなってしまうことも起こります。当然「自分らしく」もわからなくなります。

しかし、たとえ「自分とはこうだ」「これが自分だ」と定義できなくても、いろいろな思いをもちながら過ごす自分をそのまま生きていくとき、つまり、神様に造られた自分そのものを、神様の流れにゆだねて生きていくなかで、「あぁ、案外自分らしく過ごせているな」と、そのような形で「自分らしさ」を見つけることもあるのではないかと思います。

そうしたことをIさんにお話ししました。

人を教育する立場にいたIさんはこう言われました。

「私は、〝こうあらねば〟〝こうありたい〟ばかりを求めて生きてきたように思います。〝自分らしく〟は言葉にならなくてもよいのかなって思います。」

そんなIさんに、私は星野富弘さんのエッセイ「渡良瀬川」を紹介しました。星野さんは、中学の体育の教師をしているときに、クラブ活動の指導中に墜落して首から下の自由を失いました。その後、様々な葛藤を通してクリスチャンとなりました。星野さんが口に筆をくわえて描く絵や詩は、多くの人の心に響き、生きる希望を与え続けています。その作品の中に「渡良瀬川」というエッセイがあります。

星野さんは小さいころ、渡良瀬川で遊んでいたときに、川に流されてしまうという経験をしています。助けを呼ぼうとして何杯も水を飲み、命の危険にさらされました。その時のことが、記してあるエッセイの後半部分を抜粋します。

水に流されて死んだ子供の話が、頭の中をかすめた。しかし同時に頭の中にひらめいたものがあったのである。それはいつも眺めていた渡良瀬川《わたらせがわ》の流れる姿だった。深い所は青青と水をたたえているが、それはほんの一部で、あとは白い泡《あわ》を立てて流れる、人の膝《ひざ》くらいの浅い所の多い川の姿だった。たしかに今、私がおぼれかけ、流されている所は、私の背よりも深いが、この流れのままに流されていけば、必ず浅い所にいくはずなのだ。浅い所は、私が泳いで遊んでいたあの岸のそばばかりではないと気づいたのである。

「……そうだ、何もあそこに戻《もど》らなくてもいいんじゃないか」

私はからだの向きを百八十度変え、今度は下流に向かって泳ぎはじめた。するとあんなに速かった流れも、私をのみこむ程高かった波も静まり、毎日眺めている渡良瀬川に戻《もど》ってしまったのである。下流に向かってしばらく流され、見はからって足で川底を探ってみると、なんのことはない、もうすでにそこには私の股《もも》ほどもない深さの所だった。私は流された恐《おそ》ろしさもあったが、それよりも、あの恐ろしかった流れから、脱出できたことの喜びに浸《ひた》った。

怪我《けが》をして全く動けないままに、将来のこと、過ぎた日のことを思い、悩んでいた時、ふと、激流に流されながら、元いた岸に泳ぎつこうともがいている自分の姿を見たような気がした。そして思った。

「何もあそこに戻《もど》らなくてもいいんじゃないか……流されている私に、今できるいちばんよいことをすればいいんだ」

その頃から、私を支配していた闘病という意識が少しずつうすれていったように思っているのではなく、むしろ動かない手と向き合って、歯をくいしばりながら一日一日を送るのではなく、むしろ動かないからだから、教えられながら生活しようという気持ちになったのである。


（『四季抄 風の旅』立風書房、一二〇―一二一頁）


このエッセイはIさんの心に響いた様子でした。このあと看護師に次のように言っています。

「ここに入院してから毎日、自分らしさってなんだろうと考えてきました。自分らしさ、とは過去の自分に戻ることだと思っていたけれど、そうではないことに気づきました。本来の自分がその時その時で、ありのままでいることが、自分らしくいることなのだと思います。」

Iさんは人生に抗い、抵抗するのではなく、その流れに身をゆだねていくことへと思い至りました。では、この流れはどこへ向かうものでしょうか。

初めてお会いしたとき、Iさんは「死が不安だ」と言いました。その時が近づいてくるIさんに私は、死と死を超える世界―天国のことをお話ししました。そのあとのIさんの言葉です。

「ここでは神様にゆだねて、次の世界でも神様にゆだねて……そこではきっと神様からいろんなことを教えてもらえるんでしょうね。」

Iさんは、死がこの世界を断絶するものではなく、この流れの先にある次の世界に繋がっていくものと受けとめられました。

聖書が伝えているイエス・キリストの十字架の死と復活は、私たちを「死を超える命」「終わらない命」へ導いています。「死が怖いって思いながら、逃げて、死を迎えるんじゃなくて良かった」とIさんは微笑まれました。

「あなたの重荷を主にゆだねよ。
主はあなたを支えてくださる。
主は従うものを支え
とこしえに動揺しないように計らってくださる。」（詩編五五編二三節、新共同訳）

この詩のように、神様は、私たちが背負う重荷も、重荷そのものになってしまっている自分自身をもゆだねるときに、どこまでも深い愛で包み、支えてくださいます。その流れの中で、自分を恥ずかしく思ったり否定したりすることなく、安心して自分のそのままを生きることができるようにと、心から願っています。

《祈り》

天の神様。

神様の大きな流れの中で私たちの一つ一つの歩みが守られていることを思いながら、ゆだねつつ生きることができますように導いていていてください。

主イエス・キリストの御名によってお祈りいたします。　アーメン。

6　安らぎのある人生

「イエスが道に出て行かれると、一人の人が駆け寄り、御前にひざまずいて尋ねた。『良い先生。永遠のいのちを受け継ぐためには、何をしたらよいでしょうか。』イエスは彼に言われた。『なぜ、わたしを「良い」と言うのですか。良い方は神おひとりのほか、だれもいません。戒めはあなたも知っているはずです。「殺してはならない。姦淫してはならない。盗んではならない。偽りの証言をしてはならない。だまし取ってはならない。あなたの父と母を敬え。」』その人はイエスに言った。『先生。私は少年のころから、それらすべてを守ってきました。』イエスは彼を見つめ、いつくしんで言われた。『あなたに欠けていることが一つあります。帰って、あなたが持っている物をすべて売り払い、貧しい人たちに与えなさい。そうすれば、あなたは天に宝を持つことになります。そのうえで、わたしに従って来なさい。』」（マルコの福音書一〇章一七―二一節）

私たちは何かしら心に不安を抱えて生きています。たとえ周りからは恵まれていると見える人であっても、また穏やかに過ごしているように思える人であっても、その心にはだれにも言えない苦しみや悲しみを抱えていることがあります。あるいは、言葉にならない漠然とした不安を抱いている人もいるでしょう。

今日の聖書の箇所は、「金持ちの男」の話としてよく知られているところです。この話の舞台には、イエス様のもとに突然一人の男が駆け寄って登場します。そしてひざまずいて尋ねます。「永遠のいのちを受け継ぐためには、何をしたらよいでしょうか。」

この話はマタイの福音書（一九章一六―二二節）、ルカの福音書（一八章一八―二三節）にもありますが、マタイではこの人のことを「青年」、ルカでは「議員」（新共同訳。新改訳では「指導者」）と記されています。また「多くの財産を持っていた」とありますから、おそらく彼は経済的にもかなり恵まれ、社会的地位もある人だったと考えられます。

それでも彼は不安でした。今の自分を支えている豊かさが、自分に決定的な安心を与えてくれないことを感じていました。彼にとって、このどうしようもない不安を解消してくれるものが「永遠のいのち」でした。

永遠のいのち――これは、人間が最も恐れ、そして自分ではどうにもならない「死」という限界をも超えるものであり、その「死」によってさえも脅かされることのない、不安のない人生を送ることを可能にしてくれるものと言えるでしょう。

おそらく彼は、これまでに何度も神殿に行ってはこの問いを発し、祭司は、神の戒めを守るようにと答えを示してきたことでしょう。しかし今、彼はいつも教えられている答えとは違った決定的な一言をイエス様に期待しました。その一言さえ聞けば、自分の不安が吹き飛ばされ、すっかり安心できるような一言を期待したのです。それがためにイエス様のもとに駆け寄り、ひざまずいて問いかけたのでした。

ところが、イエス様の答えは、いつも聞かされていたのと同じ「神の戒めを守るように」でした。「私は少年のころから、それらすべてを守ってきました」という失望にも似た彼の言葉を聞き、イエス様は言われます。「あなたが持っている物をすべて売り払い、貧しい人たちに与えなさい。」　この言葉を前に、彼は悲しみながら立ち去って行きました。

今日は、この金持ちの男とイエス様のやりとりを、少し掘り下げて考えてみたいと思います。

「永遠のいのちを受け継ぐためには、何を〝したら〟よいでしょうか」と尋ねる彼の関心事は、何かを〝する〟ことでした。彼は、神に喜ばれる何かを「する」ことの報酬として「永遠のいのち」が得られると考えていました。ですから、「神の戒めを守るように」

と伝えたイエス様に対し、即座に「私は少年のころから、それらすべてを守ってきました」と言い返します。しかし、神の戒めが、単なる字面にとどまらず、奥深いものであることに彼は気づいていませんでした。

たとえばマタイの福音書でイエス様は言われます。

「『殺してはならない……』と言われていたのを、あなたがたは聞いています。しかし、わたしはあなたがたに言います。兄弟に対して怒る者は、だれでもさばきを受けなければなりません。兄弟に『ばか者』と言う者は最高法院でさばかれます。『愚か者』と言う者は火の燃えるゲヘナ〈地獄〉に投げ込まれます」（五章二一―二二節）。

「殺してはならない」という掟は、それさえしなければクリアできているのではない、実際に手を下すことがなくても、それに導く可能性のある思い――たとえば「ばか者」、「愚か者」と言うことがすでに掟に背いているのだ、というわけです。

そう考えると、本気で神様のためにこの戒めを守ろうとすればするほど、守り切れない自分に出会うはずなのです。にもかかわらず、彼は「私は少年のころから、それらすべてを守ってきました」と言い切っています。マタイの福音書ではさらに「何がまだ欠けているのでしょうか？」とまで言っています。ここにイエス様は大きな問題を見ておられるのです。

この人は戒めの字面だけを追い求め、それをクリアしている自分が神様を喜ばせていると思い込んでいました。しかし、彼が喜ばせようとしていたのは自分でした。自己を深く見つめ直すことなく、神様を喜ばせていると思い込み、自己満足に陥っていたにすぎませんでした。

それにもかかわらず、「すべて守ってきた」という彼にイエス様は、持っているものを売り払って施しなさい、と言われます。もしあなたが、それほどまでに神様のために〝する〟ことに価値を置き、実践しているというのなら、あなたの持っているものを「全部売り払って施す」ということをやってみなさい――イエス様の言葉は彼をテストしているかのようにも聞こえます。

イエス様はこの金持ちの男に気づいてほしかったのだと思います。戒めを守ってきたと言うあなたに、誇れるものは何もない。どんなに善行を積んだとしても、人はどこまでいっても自分中心にしか生きられない、ひそかに誇り高く罪深い存在だから、と。

イエス様は彼の心の奥底に迫ります。〝する〟ことで本当の安らぎは得られない。〝する〟ことを通して得たものが安らぎを与えてくれるのでもない。自分の力で得たと思っているものは、実はもともともらっているものばかり（コリント人への手紙第一、四章七節）。だからそれに縛られているなら、すべて売り払ってしまいなさい、と。

ところで売り払ったとして、そこに残るものは何でしょう……。それは、裸の自分です。何も持たず、ただそこに〝ある〟というだけの自分、beです。ただあるだけの自分を見つめるとき、そこに見えてくるのは、弱く、小さく、罪深く、自分よがりで、孤独で、情けない自分自身です。そんな自分を受け入れることは難しいと感じます。そのままを生きていくのは心細い限りです。

ですから人は、自分を守るために鎧をまとい、何かをすることや得ることで自分の価値や意味づけをしようとするのでしょう。しかし、その重い鎧を脱ぎ捨て、ただ〝ある〟ことと以外に何も持たない自分を認めるときにこそ、初めて人はそのすべてを命がけで赦して受けとめ、深い愛で包み込んでくださる神様に出会うことができるのです。

今日登場した金持ちの男の問いは「永遠のいのちを受け継ぐために、何を〝したら〟よいでしょうか」でした。それに対するイエス・キリストの答えは、「すべてを手放して従って来なさい」でした。

もうおわかりだと思いますが、イエス様は「すべてを手放す」ことができたら合格だよ、永遠のいのちが与えられるよ、とおっしゃっているのではありません。そもそも私たちが自分のものであるかのように握りしめているものは、神様から与えられ、預けられたものばかりです。それらを手放し、神様から預けられたものとして受け取り直すとき、私たちはそれらから自由にされていくことでしょう。そしてそのときに、文字どおり〝棄《す》てる〟こともできるのかもしれません。

イエス様は「何かをすること（do）」の延長としてすべてを棄てることを求めておられるのではありません。何も持たない、裸の存在としてあること――私たちを「ある（be）」の世界に招いておられるのです。

「する」ことからも「持つ」ことからも自由になって、裸のあなたでわたしのところにやって来なさい、そのままのあなたを携えて、わたしのところにやって来なさい、そうすればあなたが求め続けてきた問いの答えがわかる――イエス様の言葉がこう響いてきます。

人は何かをするから、あるいは何かができるから、救われるのではありません。ともすれば支配されやすい「する（do）」の世界を手放し、裸の何も持たない「ただある（be）」者として神様の懐に身をゆだねていくときに、限界を超える永遠の安らぎの世界に包まれていることを、私たちはきっと知らされることでしょう。

IV

死を前にした人と関わる牧会者（チャプレン）のために

病院では、ときどき教会の牧師が入院患者を訪問する場面に遭遇します。その関わりの中で、温かい励ましを受ける人もいれば、残念ながら、かえって傷つけられる人がいるのも事実です。このようなこともあってか教会の牧師やチャプレン、そしてこれから牧会に出ようとする方々から、終末期ケアについて様々な質問やアドバイスを求められることがあります。そこでこの章では、私の病院チャプレンとしての経験をもとに、牧会者が死を前にした人と関わる際に心に刻んでおくべきことを記してみたいと思います。なお病む人の言葉は〈 〉に括って記します。

またこの章のみを読まれる方のために、あえてⅢ章までの内容と重複する部分をそのまま記載しました。

1　病む人、死を前にした人との関わり

死を前にした人と関わるには、まずしっかり関わりきる覚悟をすることが大切です。つまり、覚悟なしに関わることは難しいということです。

死を前にした人は、関わる者がまだ経験したことのないことを、もうすぐ体験しようとしている人です。やがて死を迎えるという状況を生きる人にとって、そのたましいは裸の状態といってもよいでしょう。今まで自分を覆っていたあらゆるものが剝ぎとられ、そのたましいはほんの少しの言葉にも傷つけられてしまうほど無防備な裸の状態にあります。その人に対して、ありきたりの言葉は当然通じません。表面的な関わりも通用しません。関わる者もまた裸のたましいで向き合うことが求められます。

このことをしっかりと心に言い聞かせ、その人の前に立ち続ける覚悟をすること、そして逃げずにその人との関係を築いていくこと、これが死を前にした人と関わる牧会者にとって大切です。

ところがこれらのことが大切であると知りつつも、死を前にした人と関わることには、

困難や戸惑いを感じてしまうものです。人によっては逃げ出したくなる、という声を聞くこともあります。しかしそれによって、病む人が傷ついたり孤独にされたりするという悲しい事態が起こっている現実があります。

では、この大切な事柄を可能にするためには、どうすればよいのでしょうか。そのためには、まず、(1) 牧会者にとって、死を前にした人との関わりの困難はどこから来るのかを把握しておくこと、さらには、(2) 病む人、死を前にした人の思いを理解しようと努め、そのうえで、どのように関われればよいかを考えることが必要です。

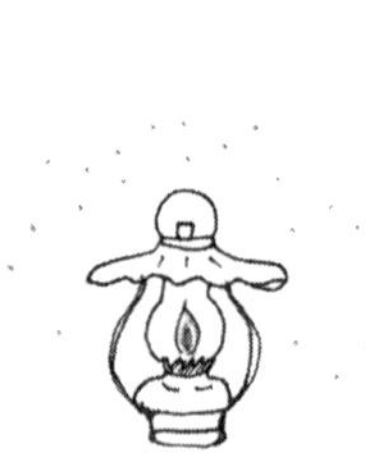

2　病む人、死を前にした人との関わりの困難

(1)　関わりに困難を感じる理由

困難を感じる理由、逃げ出したい理由はいくつか考えられるでしょう。

その一つは、死を前にした人にどのような態度で向き合えばよいのかという戸惑いや、自分の態度が的外れで相手に不快な思いを与えるのではないかという不安です。

また、死を前にしている人に何を語ればよいのかわからないことからくる恐れもあります。自分が何かを語ったとしても、語った言葉がむなしくその人の前を素通りしていくのではないだろうか。それが怖くて関わりに難しさを感じてしまうのです。

それでは、なぜこれらのことが怖いのか。これについてはあとで述べることにしますが、この怖さからくる困難によって、本来慰めを与え、支えになりたいはずの病む人に、かえってつらい思いをさせてしまうことが起こっているのです。

(2) 困難を感じる時の牧会者の態度——逃げ出したい時に起こること

病を負い、死を迎えようとする信仰者は、その訪問に難しさを感じている牧会者の態度に傷つくことがあります。その態度のいくつかを次に挙げてみます。

①訪問回数が減る

医療の現場において医師が、治る見込みのない患者のもとに足を運ばなくなることは、よく聞くところです。同じように牧会者も死を前にした人のもとを訪ねることを躊躇し、他の仕事にかこつけて、見舞うことを後回しにしてしまいます。その際、牧会者は自分の中に「忙しい」という理由を見つけ、自分を正当化しています。しかし、人生を閉じようとするなかでたましいの痛みを負っている人を、「忙しい」を理由に後回しにしてよいのでしょうか。

どちらが「今必要とされている」課題であるかをしっかり吟味したいと思います。死を前にした人には時間がありません。

②訪問時間が短くなる

死を前にしている人にどのように関わればよいのかわからない、何を語ればよいのかわからないという不安や、その無力さを見つめたくない思いから、肝心の話になる前に、さっさと訪問を切り上げようとする気持ちが働いてしまいます。すぐに聖書を開き、祈りをささげ、役割を果たしたことにしようとする牧会者の態度に、病む人は敏感です。

〈○○先生は、入って来た時から帰る姿勢になっています。〉〈大切なことを話そうとしたら『お祈りしましょう』と言われました。『今日はこれでおしまいです（帰ります）』という合図でした。〉

③訪問した時に自分だけが話す

相手にしゃべらせないがごとくに話し続ける人がいます。おそらく相手が何か尋ねてきたら、どう応えてよいのかわからないため、無意識のうちに相手に話す機会をつくらせないのでしょう。

また静かに相手と対峙する勇気がなく、沈黙を恐れることもその理由の一つです。しかし沈黙は、病む人の思いや語りが次の段階に進むために必要な時間でもあります。沈黙の後に重大なことが話し出されることがたびたびあります。

④信仰や信仰者の態度、あり方について話をする

信仰によって人がどれほど支えられるのか、そのような「良い信仰者のあり方」を語ることで、相手に否定的な言葉を言わせないようにしている人がいます。

確かに信仰のゆえに、死を前にしても希望をもつことはできるでしょう。しかし、死はだれにとっても何しろ初めての体験です。体験していく当人に不安や恐れがあって当然です。

〈あなたはそこにいて見ている側だけれど、私は今からそのこと（死）を体験していくのだから……。〉

ところがあたかもその不安や恐れをもたずにすむのが信仰であるかのような話をしてしまうと、相手は心のうちを語ることはできず、立派な信仰者のふりをして、ただ笑顔で黙るしかありません。そしてそれを見た牧会者は、あの方はさすがに信仰者として立派であると、満足して帰って行くのです。

信仰者であっても、死を前にして不安を抱いています。しかし良い信仰者でなければならないという思いから、信仰者としての自分を良く見せるような言葉を語ることがあります。そのような言葉は牧会者を安心させてくれます。けれども牧会者は、その言葉の裏に、別の思いが隠されているかもしれないということをわきまえておくべきです。

また弱音を吐く人を、叱咤激励する牧会者もいます。しかしそれは何の慰めにもなりません。なぜなら、それはすでに自分を叱咤激励した末に現れた弱音なのですから。病む人はただその気持ちを受け入れ、赦してほしいと願っています。弱いままの自分でもよしとされているというメッセージを待っています。弱い自分が受け入れられる安心感があってこそ、次の一歩を踏み出すことができるのです。

中には懺悔を迫る牧会者もいます。カーテン越しにその声を聞くことがありました。「病気になったのは、あなたの罪のゆえです。だから懺悔しなさい」と迫る言葉ほど、罪責感にさいなまれている患者を厳しく打ちのめすものはありません。

これらのことは、すべて牧会者が自分を守るため、あるいは逃げるために無意識のうちに行っていることだと言えるでしょう。そしてこのような態度の結果、病む人のこころやたましいの叫びを聴くことはできなくなります。

(3) 困難や恐れの原因――なぜこのことが怖いのか

ここまで、死を前にした人との関わりに困難を感じる牧会者がとる態度について記してきました。

牧会者はなぜ関わりに恐れや不安を感じるのでしょう。それは、〝正解を語らなければならない〟と思っているからではないでしょうか。私たちの多くは、小さいころから相対評価の中で正解を出すように求められてきました。その中を歩んできた牧会者は、正しい答えをもって病む人を慰めるものでなければならないと思っています。ところが、死を前にして苦しみ、問いつつたたずむ人に対峙するとき、自分には納得できる答えをとても提供することができないことを知ります。何を語ればよいのかわからず、何もできない状況に置かれ、自分の無力さに向き合うことを恐れて逃げ出したくなるのです。

(4) 答えはあるのか

しかし考えてみたいのです。病む人、死を前にした人の問いかけに対して正解があるのでしょうか。死を前にするすべての人の苦しみや不安を一瞬にして和らげることのできる共通の気の利いた言葉があるのでしょうか。また、苦しみや不安、恐れの中にある人にキリスト教の教義をとうとうと語ったところで、その苦しみが取り去られるでしょうか。

私は、ある一人の死刑囚と外部交通（文通）をしていました。その人は拘置所内で洗礼を受け、クリスチャンとして生きましたが、初めのころに出会った牧師について次のように書いています。

「死を間近に迎える人は、今までの事、色々なことを牧師さんに聴いてほしいのです。それを神学で話をされるものですから……反感を持ちました。この体験はおいおい書きます。

死を間近に迎えた人に牧師さんとして、してあげることは、その人の話し相手になってあげることではないでしょうか？　教えることも大切ですが、聴いてあげることはもっと大切なことと思います。聴いてあげることの中から、人を救いの道へ導くことができるのではないでしょうか。

聴いてあげるって容易いようで、ついつい自分の思いや意見を押し付けてしまいがちです。」

牧会者が自分の思いや意見を押しつけてしまうのは、苦しむ人の問いかけに何らかの答えを提供しようとするからです。しかし、死を前にして発せられる様々なたましいの痛みや問いかけに、数学の解答のような客観的な答えはまずないと言ってよいでしょう。その答えは、その人自身がつかみとってこそ真実な答えとなるのです。万人に共通の客観的答えはないことを心しておくことが必要です。そして客観的な答えがないのであれば、まず何も語れず、何もできない一人の人間として、その人の前に立つ覚悟をすることです。死を前にして、たましいが裸になっている方の前に、自らも裸のたましいとして立つこと――このことを苦しむ人の傍らにあって祈り求めること――関わりのスタートはここからです。

ところで、確かにたましいの深みからくる様々な問いかけへの答えは、その人が見つけるものです。しかし、たったひとりでその道のりを歩むのは非常に困難です。その人の傍らにあって伴走しつつ、時に応じて方向性を示す存在が必要です。牧会者は、その人が答えを見いだすことができるよう、寄り添って共に歩む者です。

3　病む人、死を前にした人の思いと牧会者のあり方

牧会者がその前に立つ病む人、死を前にした人の思いとはどのようなものでしょうか。ここからは病む人の思いと、その思いを受けとめる牧会者のあり方について記してみたいと思います。

死を前にした人の痛みやニーズ

一人称、二人称、三人称という「人称」の違いによって死のとらえ方が異なってくることが言われています。「三人称の死」は、自分と個人的な関係をもたない人の死です。第三者の死は客観的な出来事としての死となります。これに対して「二人称の死」は、自分にとって「あなた」と呼ぶことのできる大切な人の死です。この死は決して客観的な出来事ではなく、悲しみや苦しみを伴う主観的出来事となります。そして「一人称の死」は自分自身の死であり、二人称の死と同じく主観的感情を伴う出来事ですが、ここでは自分の

生に対しての意味づけや死後の問題に向き合うことになります。[*1] 死を前にした人は、この「一人称の死」に向き合っています。そしてそのたましいは叫び声をあげています。なぜこんな病気になってしまったのか、なぜ苦しまなければならないのかと苦しみの意味を問い、家族や人の助けなしには生きられない自分の命の意味や価値を問うています。これまで助けになってくれると思っていた価値観も崩され、本当に価値のあるものがこの世にあるのかを問うています。だれにも自分の本当の気持ちはわかってもらえない孤独の中で、自らの限界に向き合い、それを超えるものを求めています。人生を振り返り、自分のしてきた様々な事柄、あるいは自分の生き方をだれかに赦されたいと願い、また赦してあげなかった人のことを思い出して、後悔の念に駆られています。そして、やがて迎える死がどのような形でやってくるのか、死んだ後はどうなるのか等の不安をもっています。

その傍らで逃げずにとどまるとき、その叫びは聞こえてきます。

このたましいのニーズに仕えることが牧会者の務めです。決して自分のニーズ（自分が傷つかないために逃げ出すことなど）を満たすものであってはなりません。したがって、まず自分が傷つくであろうことを含め、最後まで関わることへの覚悟が必要なのです。

信仰はどのように受けとめられるのか

先に人称によって死のとらえ方が異なることについて紹介しました。では、一人称、二人称、三人称の死において信仰はどのように受けとめられるのでしょうか。

三人称の死、すなわち客観的な出来事としての死においては、取り立てて信仰をもって深く突きつめることは少ないでしょう。しかし二人称の死――大切な人の死においては、三人称の死の場合と大きく違っています。悲しみや苦しみの中で、何とか自分の信仰をもって大切な人の死を受けとめようとするでしょう。

ところが、一人称の死においては、さらに様子が違ってきます。自分自身が死を迎えようとするとき、信仰そのものが問われるという体験をいたします。拠りどころであるはずの信仰そのものが揺らぐときには、信仰の立て直しが迫られる体験をすることになるのです。

信仰そのものはどのような形で問われるのか

①苦難を負うことへの問い

「神のために一生懸命やってきたのに、なぜ?」 この問いをもつ人は決して少なくありません。神や教会のために奉仕してきたのに、見捨てられたのではないか、という思いをお聞きすることがあります。

〈どうして神様は横を向いてしまったのだろうか?〉

しかしこの問いの背後にある価値観は、この世の多くの人の価値観、つまり信仰によって超えられるべきだと考えられている価値観と同じものです。「良い学校を出て、一流の会社に勤め、社会的にもそこそこ役に立つ人間である私がなぜ?」という問いに見られるように、知的レベルが高く社会に貢献でき、健康であることに重きを置く価値観です。

信仰によって人は、知性や社会貢献や健康の有無にかかわらず、神に愛されていることを知らされています。したがって病気になったとしても、また目に見える形で神や教会のために貢献できなくなったとしても、それは決して神に見放されたことではありません。
死を前にした人の信仰に基づく価値観が、この世の多くの価値観と混同され、それが大きな苦しみになっているときには、それを修正できるよう関わるのも牧会者の役割です。

②存在の価値について

自分の存在に価値や意味を見いだせない人がいます。病気になり、人のために何かをすることもできず、お世話にならなければならない自分に価値を見いだせない人がいます。信仰者は頭の中では、「神が自分を愛してくださっている」こと、「何もできなくても存在することが尊い」ことを知っています。それを裏づける聖書の言葉も知っています。ひょっとしたら、これまで自己の存在に意味を見いだせないだれかにその御言葉をもって慰めていたかもしれません。しかし、頭で「存在の尊さ」を理解していても、心で納得することは必ずしも簡単ではありません。そしてそのような自分を信仰者として失格であると責めている人もいます。

これらのニーズや痛み（神に捨てられたのではないか、自分の存在に価値を見いだせない）に対して、牧会者には何ができるのでしょうか。すぐさま教理を説くことはおそらく助けにはならないでしょう。もし助けになることがあるとすれば、それは牧会者が病む人と向かい合う姿勢以外にないでしょう。では、どのようにして向き合えばよいのでしょうか。その姿勢は牧会者の訪問に顕著に現れます。

〔訪問について〕

訪問するにあたって心に留めておくべきこととして、多くの病む人から教えられてきたことは、訪問は病む人を中心になされるべきだということです。

見舞い客の中には、自分の都合やニーズを優先させて訪問する人がいます。「あの人が行ったのだから私も行かなければ」「今のうちに会っておかなければ（亡くなってしまう）」などがそれです（このような見舞い客のニーズは、悲しいかな、病む人には伝わっていることを覚えておきたいものです）。しかし牧会における訪問は、病む人を中心に行われるべきです。なぜなら、都合のつくとき（他に予定のないとき）の訪問は、病む人が第一にされていないことを思わせるものだからです。

〈私はずっと病院にいるけれど、いつでも都合を合わせられる存在だと思ってほしくない。〉

〈牧師先生が来てくださったんです。近くに来る用事があったそうです。〉

自分の存在に意味を見いだすことができない苦しみの中にある人に、「あなたの存在が大切だ」ということを伝えようとするなら、自分の都合を優先させないことです。病む人のことを思い、時間を割き、エネルギーを使って訪問することは、その人の存在を保障することに繋がるからです。

また訪問の最後に「また来ます」と言うなら、いつごろ訪ねるかも伝えておきましょう。次回の牧会者の訪問が他の仕事の都合によるのではなく、すでに予定に加えられているのを知ることは、病む人にとって喜びとなります。また、もし「来週に」と伝えるなら、来週のいつごろかも伝えておきたいものです。人によっては、病院での入浴の曜日や時間、リハビリや検査の予定などがあります。牧会者がいつ来るのかをその予定の中で緊張しながら待つことはストレスです。できれば定期的に曜日や日時を決めて訪問することが望ましいでしょう。

③罪責感

先にも述べたように、死を前にした人はこれまでの人生を振り返り、様々な後悔に苦しんでいます。「懺悔」という言葉もよく聞かされます。その多くは特定の信仰をもたない方ですが、信仰者からの問いや叫びもしばしば耳にしています。神の赦しを知ってはいても、自分の人生における消せない過去の重さに耐えかねている人もいます。

〈本当に赦されるでしょうか。〉〈こんな私が赦されていいのでしょうか。〉〈赦されたい……〉

このような思いをもつ人に、牧会者は神の赦しを宣言する役割を担っています。

淀川キリスト教病院のホスピスを開設し、長年ホスピス医療に携わってきた柏木哲夫医師は「医療の中での宗教者の責任」という講演の中で次のように述べておられます。[*2]

> 宗教者は患者や家族の罪意識に注目してほしい。どの患者も病気になったことの罪意識を大なり小なり必ずもっている。「病気になったのはあのためではないか」と考えており、〝あのため〟は個々によって違っている。時には「病気になったのはあのためではないか？」という程度を超えて、「間違いなくこのためである」という確信にまで凝縮してしまう場合もある。その罪意識に注目し、それが赦されるものであることを伝えてほしい。赦されることを本当に伝えられるのは宗教者しかいないと思っている。

牧会者はこの役割の大きさをしっかり心に留めておきたいものです。確かに牧会者以外の人が神の赦しを語ることはできるでしょう。病院でも罪責感に苦しむ患者に医療者が、「神がいらっしゃるなら、きっと愛の神だから、すべてを赦してくださると思います」と語りかける場面があります。また、赦しの確信がもてないキリスト者に、熱心な信者が神の赦しや愛を伝える場面があります。けれども、ここで少し想像力をはたらかせてほしいのです。

たとえば、入院していて、毎日眠れない日が続いたとします。そのとき医師や看護師が薬を持って来て、「大丈夫です。これを飲めば眠れますよ」と言われるのと、全く同じ薬を友人が持って来て、「これを飲めば必ず眠れるよ」と言われた場合、どうでしょうか。同じ薬であっても、医療者から渡された時のほうがはるかに大きな安心感を得るのではないでしょうか。先に紹介した柏木医師の言葉は、赦しに関わる牧会者の言葉がどれほど力をもつものかを見てきた人のものです。実に赦しに関わることは、神から牧会者に託された大きな務めです。

信仰者でありながら教会に通っていない方の場合、想像以上の罪意識をもっていることを覚えておく必要があります。信者でない人ならまだしも、神を知っていながら教会から離れ、神に背いた自分は、神に見捨てられても仕方がない存在であると受けとめています。教会の牧師に会って、最期のことをお願いしたいけれども、いまさら牧師にお願いなどとてもできません。そんな虫のいい話が赦されるのか、と苦しんでいます。

このようなとき、私は病院チャプレンとして教会に連絡を取り、牧師との橋渡しをします。たいていの牧師はすぐに見舞いに来られますが、それによっての病む人の安心感は言葉で表せないほど大きなものであることを感じさせられています。

〈これで安心して死ぬことができます。〉

一人称の死に向き合うなかで信仰を問われたとき、「祈れなくなる」という人が多くいます。これは信仰の危機とでも言うべき事態でしょう。

このような人々にとっての祈りとはどういうものでしょうか。だれに聞かれても恥ずかしくない、きれいな言葉で、神に喜ばれる内容を語りかけることが祈りであると思い込んでいないでしょうか。しかし、祈りがきれいな言葉でなければならない理由はどこにもありません。神に向かって叫ぶすべての言葉や思い、心の叫びが祈りです。心の中の思いはすべて神が受け取ってくださるのだから、そのまま自分の思いをぶつけても大丈夫であることを牧会者は伝える必要があります。また、たとえ祈れなくなっても、私が祈っているから大丈夫だと伝え、とりなしの祈りをすることが牧会者の大切な役割です。

〈叫ぶ相手がいるということが幸せなんですね。いなかったらどうなっていたでしょう。〉

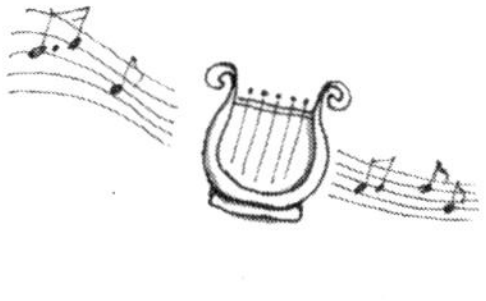

4 牧会者（チャプレン）の役割

最近は医療関係の施設や教育機関での講演依頼を受けることが多くなりました。その際には医療に携わる方々から、チャプレンによるスピリチュアルケアの独自性や必要性について問われることが多くあります。この項では、その質問への答えを含めて、チャプレンによるスピリチュアルケアについて深めてみようと思います。

(1) スピリチュアルケア

死を前にして最後の時を生きる人には、身体的、精神的、社会的痛みのみならず、スピリチュアルな痛みがあることはこれまで述べてきたとおりです。ＷＨＯ（世界保健機関）は、緩和ケアの定義に「スピリチュアルな問題の解決は身体的、心理的、社会的問題の解決と同様に最も重要な課題であり、スピリチュアルな側面をより認識し、重視すべきである」としてスピリチュアルな領域の重要性を認めています。[*3] これまで述べてきた、病む人や死を前にした人への関わりは、スピリチュアルな側面への援助（スピリチュアルケア）であると言えます。

臨床の場では、スピリチュアルケアを行うために医療者によって様々な理論が用いられています。しかし、与えられた理論に基づき、関わりを深めたとしても、そこには限界があることを感じます。この地上における時間や関係は死によって失われるという限界があります。また、いのちの意味や赦しに関する問いに対しては、人との関係性だけで答えを出すことに限界があることを経験の中から教えられてきました。

〈友人からのたくさんのお守りを前に〉〈もうお守りも効かなくなってしまった。私の苦しみはそんなところを超えているんです。〉

〈たくさんの友人からの花束に囲まれている様子を見た夫が「本当に友人が多くて勲章やね」という言葉に〉〈そんなの（そんなもの）、あっても仕方がない。〉

〈元気な時から娘と話していました。せめて死ぬ前の一年でいいから、穏やかーな気持ちで過ごしたいわ、って。〉〈経済的にも家族にも非常に恵まれた方〉

〈最後はパパといっしょに行けないから、イエス様のお話おねだりしてるのよ。〉

スピリチュアルケアの理論の中で、よく知られている理論の一つに村田久行氏によるものがあります。これは、〝時間〟、〝関係〟、〝自律〟という三つの次元で人間存在をとらえ、スピリチュアルペインを説明するものです。

人は過去の様々な事柄を引き受けながら、将来に希望をもって現在を生きています。ところが死によって将来が失われようとするとき、現在を生きる意味を見いだせない苦しみをもつことになります。これは時間存在である人間のスピリチュアルペインとしてとらえることができます。

〈どうせもうすぐ終わりがくるんだから、何をしても意味はないでしょ〉

また、人は他者との関係の中で互いに支え、支えられて生きています。たとえば、母はわが子を通して母親としての自分の存在価値や意味を実感しますし、その関係によって支えられてもいます。ところがやがて訪れる死によって、その関係が断ち切られてしまうとなると、自己の支えを失うという苦しみを味わいます。また、死によって自分が何の関係性もないところに放り出されてしまう恐れをもつこともあります。これは関係存在である人間のスピリチュアルペインです。

〈どうして、ずっと家族でい続けられないのですか？〉
〈私がいなくなっても、最初は悲しむ人はいるけれど、そのうち忘れられていくんです〉

自律存在としての人間は、自分で自分のことができなくなること、自己決定ができなくなること、様々なことを人に依存しなければならなくなることで、自分の存在に意味や価値を見いだすことが難しくなります。これが自律存在である人間のスピリチュアルペインです。

〈私は何もできないじゃないか。ここで寝ているだけだ。家族のお荷物でしかない。〉
〈こんな人間、早く死んでしまったほうがいいんです〉

牧会者は、このようなスピリチュアルペインをもつ人に、人間の限界を超える存在――神――との繋がりを指し示すことができます。神との関係の中で自己の存在は決して失われるものではありません。神のもとにある永遠のいのちは〝時間〟の限界を超えており、そうであれば、他者（遺していく愛する家族や大切な人）との〝関係〟も永遠に絶たれてしまうものではなくなります。また、たとえ病気の進行に伴い、他者に依存し〝自律〟できなくなったとしても、そのままで神に受け入れられ、無条件で愛されている存在であることを知ることが、自己に価値を見いだすことや自己肯定へ繋がる可能性をもつでしょう。

牧会者がその関わりにおいて注意しなければならない大切なことをお伝えしたいと思います。

「牧師は語り過ぎる」としばしば言われます。牧師には「この方を導かなければ」という意気込みや、「御言葉を語らなければ」という焦りのようなものが見られることがあります。それは、病む人に対する〝宗教の押しつけ〟になってしまいがちです。患者さんから、次のような言葉を聞くことがあります。

〈私が病気になった途端、どこからその情報を知るのかわかりませんが、いろんな宗教の人がやって来ます。宗教はもうたくさんです。〉

そのことを戒めるかのように、「病床でスピリチュアルケアに携わる者は、宗教者であっても宗教について語ってはならない」という声もあります。しかし、日本のキリスト教系病院のチャプレンへのインタビュー調査では、すべてのチャプレンが強引な伝道に対して否定的であること、またチャプレンが患者さんとの関わりにおいて宗教の話をするのは、求められたとき（それは、具体的に宗教や神という言葉が語られない場合も含め）であり、自身の信仰を語る必要がある場合、それは自己開示の形でなされていることが報告されています。[*4] 実際、人との温かい関係や共感だけではどうにもならない痛みを抱える方には、人を超えた存在を示すことが助けとなる場面が確かにあります。

また、日本人の多くは「宗教をもたない」と言われていますが、その日本人のスピリチュアリティについて、ＷＨＯが示すスピリチュアリティの構成概念に基づく研究がなされています。それによると、日本人のスピリチュアリティを構成する要素（構成概念）に「超越性」が挙げられています。さらに「超越性」の下位概念には「絶対的存在との連帯感」「無償の愛」が検証されています。[*5] つまり宗教にかかわらず日本人のスピリチュアリティには、人間を超えるものへの求めや、絶対的に変わらない存在との繋がりや、そのままの自分が愛されたいという求めがあることがわかります。この求めを満たしてくれるものとして、大自然、宇宙、神（特定の宗教によらない）、something great などを挙げる方々もおられます。牧師にとっては「神」となります。

このように、人間を超えるものの視点からいのちや人生、そしてその中で起こる事柄や苦しみ等を見つめることが、スピリチュアルペイン――存在の根底に関わる問いへの答えを見つけていくことの助けになる、と言えるでしょう。

これまで深い関わりをもってきた方との間では、必ずと言ってよいほどこのような求めを受ける場面がやってきました。そのとき、押しつけることなく、また相手を操作しようとすることなく、自分の中にある神との関係を語る必要があります。このとき、語られる牧会者の言葉は、実際に牧会者自身がそのたましいを支えられているものでなければ届き得ません。あるいは、語る場面がないとしても、病む人は、牧会者の背後にあって牧会者を支えている存在を感じさせられています。その意味で、牧会者は常に、自分がどこに立っているかが問われます。神に生かされ、赦され、愛されている者であること、その支えのもとに自分があることを絶えず問われ続けるのです。

(2) 死の受容

人は、生とその最後に訪れる死とによって地上の人生を全うします。死は生の延長線上にあって、決して単独にあるものではありません。ですから、死を生から切り離して「死の受容」云々というのではなく、死を含めた人生を受けとめることが、死の受容に繋がると考えます。つまり、「人生」の受容が、その中にある「死」の受容に繋がるということです。

では、何が人生の受容を可能にさせるのでしょうか。私はここで、「人生の受容」を「人生の肯定」と言い換えてみたいのです。人生を受容するということは、自らの人生を肯定することです。それを可能にすることの一つは、人生は与えられたものであると了解することです。

人は自分の人生が自分のものだと思っています。確かにその人生を生きるのは自分自身ですが、人は自分で人生を始めたわけでもなく、そのすべてを思いどおりにコントロールすることもできません。人生は与えられたものです。様々な出来事に出合うことを通して、人は与えられた人生を生かされていることに気づかされていきます。苦しみや悲しみの経験を通して、自分が存在させられていることに気づかされていくのです。そして、たとえ自分にとって思いどおりの人生ではなくても、その人生を与えて生かしている神が、確かに最善を与えてくださるのだと受けとめていくなかで、「人生の肯定」は可能になっていくのではないでしょうか。

死を、異質な自分の外側のものとしてとらえている間は、それを受け入れることは難しく、諦めの姿勢になることが多いでしょう。しかしそれを与えられた人生の一部としてとらえることができたなら、その「人生を肯定する」なかで死も受け入れがたいものではなくなります。

人生が与えられたものであると了解していくこと、そして与えられた人生を神のものとして手放していくこと、あるいは神のものとしてもう一度新たに受け取り直すこと――このような心の作業が人を、「人生の肯定」「人生の受容」へと導いてくれるように思います。この過程においては、ある意味、人生との出会い直しが起こります。そして、出会い直したその人生を閉じていくにあたり、ある人は和解の作業を行うなど、まさに人生のまとめや総決算をしていきます。

牧会者は、死を前にした人の傍らにあって、人生が神から与えられた尊いものとして受けとめられることを祈りつつ共に歩み、さらには、その人生を支える神との新たな出会いへと導く役割を担います。

人生と出会うべく苦悩している人のそばにとどまろうとするなら、牧会者自身も死を含めた自分の人生をしっかりと受けとめていることが必要です。そこにおいて牧会者もその信仰を問われるでしょう。弱い自分を知ることになるでしょう。しかしその弱い自分の傍らにも、この役割を与えた神がいて、必ずや勇気と力を与えて支えてくださることを信じ、絶えず祈り、求めていきます。そして、自分もやがては神から与えられた地上の人生を閉じる者として、今その人生を閉じようとする人の心に寄り添いたいという願いと覚悟をもって、祈りつつ共に歩んでいくのです。

注

1　藤井美和「第一章　生命倫理とスピリチュアリティ——死生学の視点から——」、『生命倫理における宗教とスピリチュアリティ』藤井美和他編、晃洋書房、二〇一〇年。

2　柏木哲夫、第一三回ＰＣＣＡＪ（日本パストラルケアカウンセリング協会）全国大会、講演「医療の中での宗教者の責任」一九九七年十一月二十三日。

3　WHO, *Cancer Pain Relief & Palliative Care: Report of a Who Expert Committee* (Technical Reports No. 804), 1990.（邦訳、世界保健機関編、武田文和訳『がんの痛みからの解放とパリアティブ・ケア』金原出版、一九九八年）

4　柴田実、深谷美枝「第六章　スピリチュアルケアと宗教の関係について」、『病院チャプレンによるスピリチュアルケア——宗教専門職の語りから学ぶ臨床実践』三輪書店、二〇一一年。

5　藤井美和「第三章　スピリチュアリティ」、『死生学とＱＯＬ』関西学院大学出版会、二〇一五年。

あとがき

私は昨年還暦を迎え、一九九一年に淀川キリスト教病院のチャプレンに就任してから約三十年の時が流れました。

戸惑いながら初めて病室をノックした時のことは、今でも鮮明に覚えています。病院は私が望んだ場であり、そこに遣わされたことは喜びでもありました。しかし当初は、病む方々よりはるかに若く、人生経験の少ない者が、人生の荒波や苦しみのただ中にある方々にどう関わればよいのだろうかという迷いを抱えながらの毎日でした。そして今もなお関わりにおける迷いは私の中にあります。

動かなくなっていく自分と向き合い、いのちの意味や価値を問う人、人生を振り返って後悔や罪責感に苦しむ人、だれにもわかってもらえない孤独を抱え、それでも心の闇にあえてとどまろうとする人、これまでの価値観が崩され、自分の限界にぶち当たり、何に向かってかわからないままに叫んでいる人、死んでしまいたいと願う人，なぜ生きなければならないのかと問う人……そのたましいの痛みの前に、ただ無力さを感じるばかりです。

しかしあるとき、一人の方にこう言われました。「先生の背後には絶対に揺らがないものを感じます。だから私はこの不安をお話しすることができるのです。」ずっとお話を伺ってきたホスピスの患者さんでした。私の心が常に揺らがないものであったとは決して思いません。でもこの方がそう感じたとすれば、それは私の背後にある神様の力―人を超える存在（垂直の関係）からの働きかけだったと思います。「私みたいなもんでも赦されていいんですね……。」そう言って旅立たれました。人との関係（水平の関係）からは癒されない絶望や自己否定を、全く寄せつけない神様からの絶対的肯定―その前に人が新しく生き始める〝とき〟を共有させていただいた恵みの体験でした。

＊　＊　＊

二十代のころ、一人の人の死を通して、私は生き方を問われました。その後も様々な場面でいかに生きるかを問われるたびに、何とか答えを見つけようと努めてきました。しかしそこには、自分の力で自己を確立させようとするあがきがありました。今、約三十年の働きを振り返ってみると、私が教えられてきたのは、「自分が〝何者かであろうとする〟のをやめる」ことでした。

苦しむ方々に「あなたは存在するだけで尊い」と語りかけてくださっている神様は、同じように私に対しても、私そのものを生きることを望んでおられることを教えられました。何者かであろうとすることに縛られず、遣わされた者として、病む方の傍らで自分を生きることこそが私にとって本当の意味での being です。神様はそのときに、ご自身の道具として私を使ってくださるのでしょう。ですから、自分を丁寧に生きたいと願います。様々な人や社会との関係の中から味わった喜びや悲しみ、傷つくことの体験、その一つ一つが私を私としてくれました。そして何よりもこんなに情けない私であるにもかかわらず、神様がいのちをかけて肯定し、愛し続けてくださることを心から感謝して、自分を大切に生きたいと思わされています。

＊　　＊　　＊

チャプレンとして歩み始めた三十代初めには、見送る方々のほとんどが人生の先輩たちでした。しかし歳を重ね、見送った方々の年齢を超えていくたびに、「あの方はどんな思いで旅立っていかれたのだろう」「幼い子どもたちを遺していったあの方の気持ちはどんなだっただろうか」と思わされ、強く胸に迫りくるものがあります。思い返せば返すほど、関わった方々に対しては、そのお気持ちを理解できずにいたことへの申し訳なさが募るばかりです。しかし私のような者に、人生の大切な最期の時を共有させてくださったこと、そしてその生涯を通して大事なことを教えてくださったことに心から感謝しています。また大切な方とのお別れの悲しみや痛みを感じながらも、私が傍らにあることを許してくださったご家族の皆様、そしてこれまで私が受けたことを文書としてお届けすることを了解くださった皆様に、心からの感謝をささげたいと思います。

そしてこの尊い出会いを与えてくださった神様に感謝しています。

病院での全人的ケアには多職種による連携が必須です。病院チャプレンの働きも医療者との協力なくしては成り立ちません。これまでチームの一員として患者さん、ご家族のケアに携わるにあたり、あらゆる専門職の方々から示唆に富むご意見をいただけたことは大きな支えでした。

就任当時のホスピス長、柏木哲夫先生は、様々な面であたたかくサポートしてくださり、ホスピス医としてのお姿からはケアの本質を教えていただきました。このたびは「推薦の言葉」を寄せてくださり、心より感謝申し上げます。私へのあたたかいエールとしても受け取らせていただきます。

就任当初は同僚として、そして今も信仰の友である内山薫さんからは素敵な絵をお贈りいただき、このたびの表紙絵とさせていただきました。心から感謝いたします。

また、この働きは家族の支えなくしては続けることができませんでした。深い愛をもって大切に育ててくれた天国の父昭治と、今もなおその存在のすべてで私を支えてくれている母歌子に感謝します。また、いつも自分のことのように私のことを思い、支えとアドバイスをくれる双子の姉美和とその夫李政元に心から感謝しています。そして、人生の伴侶として常に支え続けてくれている夫森本浩之と、生まれた時からこの働きを担う私の傍らで、おそらく様々な思いを抱えつつ成長していった娘の優美に心からの感謝を伝えます。
「ありがとう」。

最後になりましたが、なかなか筆の進まない私をあたたかく支え、出版に至るまでの長い道のりを共に歩んでくださったいのちのことば社の長沢俊夫さんには感謝のことばもございません。数年にわたる長沢さんの忍耐がなければ、この書を出版することはできませんでした。忍耐を強いてしまったことのお詫びとともに心からの感謝を申し上げます。

病院で出会った方々はどの方も、その生涯を通して大切なものを遺してくださいました。その一つ一つが、この書を手に取ってくださる方の中に息づき、そのたましいが安らぎへと導かれますようにと心から願っています。

二〇二〇年九月九日

藤井　理恵

＊聖書 新改訳 2017 ©2017 新日本聖書刊行会

たましいの安らぎ

2020年10月21日 発行
2021年 2 月25日 再刷

著　者　藤井 理恵

印刷製本　日本ハイコム株式会社

発　行　いのちのことば社
〒164-0001 東京都中野区中野2-1-5
電話 03 - 5341 - 6922（編集）
03 - 5341 - 6920（営業）
FAX03 - 5341 - 6921
e-mail:support@wlpm.or.jp
http://www.wlpm.or.jp/

ISBN 978 - 4 - 264 - 04190 - 0